Paul E. Flaxman, John T. Blackledge & Frank W. Bond
Akzeptanz- und Commitment-Therapie

Reihe
Therapeutische Skills kompakt
Band 6

W0174393

Ausführliche Informationen zu jedem unserer lieferbaren und geplanten Bücher finden Sie im Internet unter ↗ http://www.junfermann.de. Dort können Sie unseren Newsletter abonnieren und sicherstellen, dass Sie alles Wissenswerte über das Junfermann-Programm regelmäßig und aktuell erfahren. – Und wenn Sie an Geschichten aus dem Verlagsalltag und rund um unser Buch-Programm interessiert sind, besuchen Sie auch unseren Blog: ↗ http://blogweise.junfermann.de.

PAUL E. FLAXMAN, JOHN T. BLACKLEDGE
& FRANK W. BOND

AKZEPTANZ- UND COMMITMENT-THERAPIE

Aus dem Englischen
von Guido Plata

Junfermann Verlag
Paderborn
2014

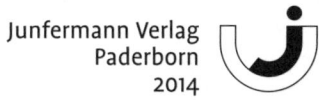

Copyright   © Junfermann Verlag, Paderborn 2014

© der Originalausgabe: Paul E. Flaxman,
John T. Blackledge & Frank W. Bond, 2011

Die Originalausgabe ist 2011 unter dem Titel
„Acceptance and Commitment Therapy:
Distinctive Features" bei Routledge erschienen.

Übersetzung   Guido Plata

Coverfoto   © Manuel Schäfer – Fotolia.com

Coverentwurf / Reihengestaltung   Christian Tschepp

Satz   JUNFERMANN Druck & Service, Paderborn

Bibliografische Information der
Deutschen Nationalbibliothek

Die Deutsche Nationalbibliothek verzeichnet
diese Publikation in der Deutschen
Nationalbibliografie; detaillierte bibliografische
Daten sind im Internet über http://dnb.d-nb.de
abrufbar.

ISBN 978-3-95571-001-9

Dieses Buch erscheint parallel als E-Book
(ISBN 978-3-95571-011-8).

Inhalt

Vorwort

Die Akzeptanz- & Commitment-Therapie (ACT, im Englischen und auch im Deutschen wie „act", das englische Wort für Handlung, ausgesprochen) ist eine moderne Verhaltenstherapie, die auf Akzeptanz und Achtsamkeit basierende Interventionen in Verbindung mit Strategien für Verpflichtung und Engagement sowie Verhaltensveränderung einsetzt. Ziel dieser Maßnahmen ist es, die Klienten dabei zu unterstützen, ein vitaleres, zielgerichteteres und sinnerfüllteres Leben zu führen. Im Gegensatz zu eher traditionellen kognitiven Verhaltenstherapien (KVT) strebt die ACT keine Veränderung der Form oder Häufigkeit von unerwünschten Gedanken oder Emotionen an. Stattdessen besteht das grundlegende Ziel der ACT darin, *psychische Flexibilität* zu erzeugen, was die Fähigkeit zur umfassenden Kontaktaufnahme zum gegenwärtigen Augenblick und, je nach den Erfordernissen der Situation, zum Beibehalten oder Verändern von Verhalten im Dienste gewählter Werte bezeichnet. Mit anderen Worten, die ACT konzentriert sich darauf, den Menschen ein zufriedenstellenderes Leben zu ermöglichen, und zwar auch angesichts unerwünschter Gedanken, Emotionen und Empfindungen.

Die ACT hat eine Reihe ungewöhnlicher und distinktiver Merkmale. Das bemerkenswerteste hiervon ist ihre enge Verbindung zur sogenannten Bezugsrahmentheorie (engl. *Relational Frame Theory*, RFT), die gleichzeitig ein System zur grundlegenden Erforschung menschlicher Sprache und Kognition darstellt. Diese Nähe zu elementaren verhaltenswissenschaftlichen Prinzipien führte zur Entstehung eines einzigartigen und empirisch begründeten Modells der menschlichen Funktionalität, das sechs miteinander verbundene therapeutische Prozesse umfasst: *Akzeptanz, Defusion, Kontakt mit dem gegenwärtigen Augenblick, Selbst-als-Kontext, Werte* und *engagiertes Handeln.*

Im vorliegenden Buch beschreiben wir jeden dieser Prozesse sowie einige zentrale ACT-Interventionen, die in ihrem Sinne verwendet werden können. Dabei ist jedoch bereits an dieser Stelle zu betonen, dass die prozessgeleitete Natur des ACT-Ansatzes eine beträchtliche Flexibilität in den therapeutischen Techniken ermöglicht. ACT-Therapeuten sind keineswegs auf die Interventionen beschränkt, die wir in diesem Buch beschreiben; vielmehr möchten wir sie ermutigen, kreativ zu sein, wenn Techniken ausgewählt, entwickelt oder angepasst werden sollen. Aus Sicht der ACT sind viele psychologische oder verhaltensbezogene Interventionen es wert, in Betracht gezogen zu werden, solange sie auf eine Weise wirken, die einen oder mehrere der sechs Kernprozesse[1] stärkt.

Das weltweite Interesse am ACT-/RFT-Modell der Verhaltensveränderung wird durch zahlreiche Forschungsergebnisse untermauert. Die RFT ist unter den auf einem verhaltensanalytischen Ansatz basierenden Theorien des menschlichen Verhaltens eines der am intensivsten untersuchten Konzepte, und die Wirksamkeit von ACT-Interventionen konnte bislang in mehr als 30 randomisierten kontrollierten Studien an diversen klinischen (und nicht klinischen) Populationen demonstriert werden. Zwei Merkmale der empirischen Grundlage der ACT sind in diesem Kontext eine Erwähnung wert. Erstens ist die Wirksamkeit der ACT für ein ungewöhnlich breites Spektrum menschlicher Probleme belegt, darunter Angststörungen, Depressionen, Psychosen, Essstörungen, Traumata, Substanzmissbrauch, chronische Schmerzen und Burnout, um nur einige wenige zu nennen. Ebenso wurde die ACT dazu verwendet, das Selbstmanagement von chronischen Erkrankungen wie Diabetes und Epilepsie zu verbessern. Erlebensvermeidung, eine wichtige Eigenschaft psychischer *Inflexibilität*, wird zunehmend als generalisierter Risikofaktor mit Implikationen für die allgemeine Funktionalität angesehen. Diesem Umstand ist geschuldet, dass auch präventive ACT-Interventionen in Schulen, Hochschulen und am Arbeitsplatz mit Erfolg durchgeführt werden.

Ein zweites wichtiges Merkmal dieser empirischen Arbeit bezieht sich auf die Veränderungsprozesse im Rahmen der ACT. Betrachtet man das breite Spektrum an Anwendungssituationen, Klientenpopulationen und Praxismethoden, das in der ACT-Forschung untersucht wird, so sind die dabei beobachteten Mediationsmuster auffallend konsistent. Tatsächlich gibt es mittlerweile überzeugende Belege dafür, dass die ACT-Therapieerfolge durch Steigerungen der psychischen Flexibilität und/oder ihrer Facetten (wie kognitive Defusion oder verbesserte Fähigkeiten zu Achtsamkeit / Akzeptanz) mediiert werden. Die Beständigkeit dieser Befunde stützt den Nutzen des vereinheitlichten theoretischen Modells der ACT,

---

[1] Die im englischsprachigen Original erläuterten *core processes* werden im Deutschen unterschiedlich übersetzt. Bei Luoma et al. (2009) beispielsweise wird durchgängig der Terminus „zentrale therapeutische Prozesse" verwendet. Inhaltlich sind beide Begriffe synonym.

wenn es um die Leitung der Messung von Prozessvariablen und die Identifikation aktiver Veränderungsmechanismen geht.

Im Einklang mit den anderen Büchern in der Reihe *Therapeutische Skills kompakt* ist auch der vorliegende Band in zwei große Abschnitte unterteilt. Teil I dieses Buches stellt die theoretischen und philosophischen Grundlagen der ACT dar und bietet eine Beschreibung von jedem der sechs Kernprozesse, die in Kombination die psychische Flexibilität fördern. Außerdem erörtern wir in diesem Teil die zentralen Unterschiede hinsichtlich der theoretischen Annahmen und der therapeutischen Strategien, die zwischen der ACT und einer eher konventionellen KVT bestehen. Teil II dieses Buches konzentriert sich auf die Praxis der ACT. Wir beschreiben einige der Metaphern, erlebensorientierten Übungen und anderen Interventionen, die verwendet werden können, um die therapeutischen Prozesse der ACT voranzubringen. Dieser Praxisteil enthält auch kurze Auszüge aus ACT-Sitzungen (in abgewandelter Form, um Anonymität sicherzustellen), die aufgrund ihres Potenzials zur Illustration der Entfaltung von ACT-Prozessen bewusst ausgewählt wurden. Das Buch schließt mit einer Erörterung der einzigartigen therapeutischen Haltung in der ACT, welche es den Therapeuten abverlangt, ein eingehendes persönliches Erleben psychischer Flexibilität anzustreben.

Ziel des Buches ist es, eine kurzgefasste und zugängliche Darstellung von Theorie und Praxis der ACT zu bieten. Hierdurch richtet es sich an eine breite Leserschaft, darunter auch Personen, die bereits in gewissem Umfang mit der ACT vertraut sind, sowie erfahrene Therapeuten, die in anderen Therapierichtungen (wie traditioneller KVT) ausgebildet wurden, für die die ACT jedoch Neuland darstellt. Weiterhin soll das vorliegende Buch als wichtige Ressource für Menschen dienen, die noch keine Erfahrungen mit Therapie im Allgemeinen oder ACT im Speziellen haben, etwa Therapeuten in der Ausbildung oder Studenten. Welchen Hintergrund der Leser auch hat, das Buch dient stets demselben Zweck: einer Darstellung der Theorie und Praxis der ACT als einen hochgradig distinktiven Ansatz zur Verbesserung des menschlichen Daseins.

Widmungen und Danksagungen

Paul E. Flaxman

Widmung

Für meine Mutter, meinen Vater und Pete, für ihre ständige Gegenwart und ihre Unterstützung. Und für Sherylin, die mich ins Leben zurückholte, als ich es am wenigsten erwartete.

Fachliche Danksagungen

Paul E. Flaxman würde zunächst gern seinen beiden Co-Autoren danken. Dabei gilt sein wärmster Dank an erster Stelle Frank, der ihn mit der ACT bekannt gemacht hat und ihm mit fortwährender Supervision und Anleitung zur Seite stand. Danke ebenfalls an John T. für seine Rolle als probater, wissensreicher und flexibler Co-Autor. Weiterhin Dank an Steve Hayes und Robyn Walser dafür, dass sie Großbritannien besucht haben, um eindrucksvolle und zugängliche Workshops zu veranstalten. Schließlich geht Dank an die britische ACT Special Interest Group, insbesondere an Mark Webster, Eric Morris, Joe Oliver, Jo Lloyd, Fiona Kennedy, Martin Brock, Joe Curran, David Gillanders und Sue Hart (um nur einige wenige zu nennen), die bei der Förderung der ACT in Großbritannien Großartiges geleistet haben.

John T. Blackledge

Widmung

Für Cindy, Ava, meine Mutter und meinen Vater, die immer an mich geglaubt haben.

Fachliche Danksagungen

John T. Blackledge möchte insbesondere Steve Hayes danken für die ursprüngliche Entwicklung dessen, was zu zwei (ACT und RFT) lebenslangen Leidenschaften wurde, und für fortwährende Mentorenschaft. Er dankt weiterhin Dermot Barnes-Holmes für seine Ermutigung, seine Unterstützung und seinen Respekt. Schließlich möchte er Joseph Ciarrochi, D.J. Moran, Jennifer Gregg und Robyn Walser für ihre Ermutigung und ihre Kollegialität seinen Dank aussprechen – und Paul und Frank dafür, dass sie ihn bei diesem Projekt mit ins Boot geholt haben.

Frank W. Bond

Widmung

Für Aidan, für die ständige Steigerung meiner psychischen Flexibilität.

Fachliche Danksagungen

Frank W. Bond möchte Steve Hayes und all seinen Kollegen und Freunden in der ACT-Community danken. Sie haben ihn mit nicht weniger als der Grundlage seiner Karriere und der Leidenschaft beim Streben nach einem tieferen wissenschaftlichen Verständnis der ACT und ihrer Prozesse ausgestattet. Er schuldet Jo Silvester Dank für ihre Unterstützung, ihre Anleitung und ihre Freundschaft seit dem Beginn seiner Karriere; und schließlich dankt er Sonja Batten, einer inspirierenden Kollegin und, was noch wichtiger ist, einer großartigen Freundin.

Teil I

Die theoretischen Grundlagen der Akzeptanz- und Commitment-Therapie

1. ACT, menschliches Leiden und Erlebensvermeidung

Die Akzeptanz- & Commitment-Therapie (ACT; Hayes, Strosahl & Wilson, 2013) wurde als Alternative zu eher traditionelleren Formen der Psychotherapie (wie der konventionellen Kognitiven Verhaltenstherapie, KVT) entwickelt, welche einen primären Schwerpunkt auf die Verminderung der Intensität und Häufigkeit aversiver Emotionen und Kognitionen legen. Anstatt derartige Verminderungsbemühungen zu unternehmen, konzentriert sich die ACT darauf, effektives Handeln ungeachtet der Gegenwart unangenehmer Gedanken und Emotionen von variierender Intensität zu stärken. Mit anderen Worten, der ACT-Therapeut versucht nicht, die belastenden Gedanken des Klienten zu verändern oder dessen belastende Emotionen abzumildern – auch wenn, was in gewisser Weise ironisch ist, das Ausmaß des psychischen Leidens bei einer erfolgreichen ACT typischerweise abnimmt. Es mag zwar auf den ersten Blick seltsam erscheinen, eine psychologische Behandlung zu entwickeln, die nicht darauf abzielt, dass die Klienten sich besser fühlen und anders denken, aber es gibt hierfür gute Gründe.

Die Annahme, dass ein beträchtliches Maß an psychischem Leiden einen normalen Teil des menschlichen Erlebens darstellt, ist ein zentraler Aspekt der ACT. Eben diese Annahme steht im Gegensatz zur Mehrheitsmeinung in der klinischen Psychologie und Psychiatrie, der zufolge es als statistische Abweichung gilt, wenn gesunde Menschen ein Ausmaß an Leiden empfinden, das mit dem bei psychischen Störungen gleichgesetzt wird. Diese Mehrheitsmeinung muss jedoch nicht notwendigerweise zutreffen. Beispielsweise schätzten Kessler et al. (1994), dass 50 Prozent der US-amerikanischen Bevölkerung im Alter zwischen 15 und 54 Jahren die Kriterien für mindestens eine DSM-IIIR-Diagnose erfüllen, wobei 80 Prozent dieser Gruppe sogar die Kriterien für zwei oder mehr Diagnosen erfüllen. Moffitt et al. (2009) legten eine noch pessimistischere Schätzung vor, indem sie an einer Längsschnittstudie zeigten, dass bei 57–65 Prozent der Personen in den untersuchten US-amerikanischen und neuseeländischen Stichproben bis zum Alter von 32 Jahren mindestens eine psychische Störung diagnostizierbar war. Studien wie diese legen nahe, dass die Diagnose einer *bestimmten* Störung zwar eine statistische Abweichung bleibt, das beträchtliche Ausmaß psychischen Leidens, welches für psychische Störungen *insgesamt* kennzeichnend ist, jedoch von den meisten Menschen mindestens einmal in ihrem Leben durchlitten wird.

Aus der Sicht der ACT und der Bezugsrahmentheorie (Relational Frame Theory, RFT) ist diese hohe Prävalenz menschlichen Leidens nicht überraschend. Andere Gattungen im Tierreich benötigen kaum etwas, um zu gedeihen und relativ glücklich zu erscheinen: Nahrung, Wasser, Wärme, Unterkunft, ein Mindestmaß an körperlichem Kontakt und ein geringes Maß an körperlicher Misshandlung. Die RFT (siehe Kapitel 4) beschreibt, wie normale menschliche Sprachprozesse unser Erleben dramatisch verändern, indem sie uns die Fähigkeit verleihen, fast alle Aspekte unseres Daseins jederzeit und mit Leichtigkeit negativ zu bewerten. Sobald Menschen die einzigartige verbale Fähigkeit dazu entwickelt haben, über die eigene Existenz zu reflektieren, sich mit ihrem Ende auseinanderzusetzen, sie mit imaginären „Idealen" zu vergleichen, persönliche „Makel" zu identifizieren und diese „Makel" als Belege für „Unzulänglichkeit" zu werten, scheint das Potenzial für psychisches Leid dramatisch zu steigen (auch wenn viele Aspekte dieser „verbalen Konstrukte", wie in Kapitel 6 erörtert wird, tatsächlich *konstruiert sind,* und keineswegs unabänderliche Abbildungen der Realität darstellen). Die RFT postuliert, dass diese verbale Fähigkeit den Antrieb und die Fähigkeit zu *Erlebensvermeidung* darstellt (siehe beispielsweise Hayes et al., 1999, S. 58–69), dem Akt des Versuchs einer Vermeidung unangenehmer Gedanken, Emotionen, Erinnerungen und anderer privater Erlebnisse.

Die menschliche Fähigkeit zur Erlebensvermeidung ist aus mindestens zwei Gründen bedeutsam. Erstens verursachen viele entsprechende Verhaltensweisen entweder körperliche Schädigungen oder verschlimmern das Problem (oder auch mehrere Probleme), durch welche(s) sie hervorgerufen wurden. Alkohol- oder Drogenkonsum, übermäßiges Essen und Mangel an körperlichem Training sind oft Paradebeispiele von körperlich schädigenden Verhaltensweisen zur Erlebensvermeidung (EV). Verhaltensweisen, die Zögern und die Vermeidung konstruktiver Konfliktsituationen beinhalten, machen das Leiden, durch das sie ausgelöst wurden, oft nur noch schlimmer. Mit anderen Worten, viele EV-Prozesse bieten vielleicht anfänglich etwas Linderung, bewirken jedoch auf lange Sicht eine *Verschlimmerung* unserer Probleme und unseres Leidens. Zweitens hindern viele EV-Prozesse uns daran, unser Leben auf sinnerfüllte, zielgerichtete und vitale Weise zu führen. Wenn eine Person beispielsweise eine enge, fürsorgliche und liebevolle Beziehung zu ihren Werten zählt, sich jedoch ständig vom Partner zurückzieht, sobald unangenehme Emotionen aufkommen, so wird diese Person kaum eine solche Beziehung aufbauen und aufrechterhalten können. Oder wenn jemand eine erfüllende berufliche Laufbahn zu den eigenen Werten zählt, sich aber in der Regel gegen die damit einhergehenden stressbeladenen Anforderungen sperrt, so wird sich die erfüllende berufliche Laufbahn kaum einstellen. Bei einer derartigen Lebensführung ist zu erwarten, dass Lebenszufriedenheit und Wohlbefinden langfristig deutlich abnehmen werden. Die Schlussfolgerung liegt auf der Hand: ein gesteigertes Ausmaß an EV ist typischerweise nicht nur ungeeignet dazu, auf lange oder auch nur kurze Sicht das Leiden zu reduzieren (siehe Kapitel 18), sondern führt einen auch immer weiter weg von einem sinnerfüllten, zielgerichteten und vitalen Leben.

Diese Grundannahmen der ACT / RFT deuten darauf hin, dass eine andere Herangehensweise an menschliches Leiden angezeigt sein könnte. Wenn ausgeprägtes psychisches Leiden ein Teil des normalen menschlichen Lebens ist, der oft nicht *vermieden* werden kann, und wenn häufige Erlebensvermeidung in vielen Fällen eine Verschlimmerung des Leidens und eine Verminderung der Lebensqualität mit sich bringt, so sollte die Psychotherapie vielleicht den Klienten dabei helfen, das Leiden, das im Zuge des Strebens nach einem sinnerfüllten, zielgerichteten und vitalen Leben auftritt, zu *akzeptieren*. Dieser Vorschlag ist nicht neu, und er ähnelt in gewisser Weise dem nur allzu schwer zu befolgenden Ratschlag, den viele von uns von ihren Großeltern mit auf den Weg bekommen haben: Halt die Ohren steif, mach weiter, und erfülle deine Verpflichtungen. Allerdings legt die Verwurzelung der ACT in der RFT eine andere Vorgehensweise nahe, die viel praktikabler und attraktiver ist als bloßes Durchhalten. Ein Kernaspekt der theoretischen Betrachtung von Sprache und Kognition in der RFT ist die Annahme, dass die Arten von abstrakten, einschätzenden Begriffen, welche *vorgeben*, die Realität abzubilden, dies tatsächlich keineswegs leisten können. Daher ist die *Akzeptanz*, die von einem ACT-Klienten erbeten wird, keine Akzeptanz seines Erlebens, wie es dem *Wortsinn* der zur Beschreibung des Erlebens verwendeten Begriffe entsprechen würde, sondern die Akzeptanz seines Erlebens, *wie es ist, und nicht, wie sein*

Verstand[2] sagt, dass es ist. Die später im Buch folgenden Kapitel zu RFT, Akzeptanz, kognitiver Defusion und Selbst-als-Kontext werden erläutern, wie diese Unterscheidung sich in der Praxis auswirkt.

---

2 Der englische Begriff *mind* wird in der gängigen Literatur sowohl mit „Geist" als auch mit „Verstand" übersetzt. Im vorliegenden Buch ist durchgängig von Verstand die Rede, wobei angemerkt sein soll, dass hierbei auch das emotionale Erleben des Menschen inbegriffen ist.

2. | Entwicklungen in der KVT: ACT und die „Dritte Welle" der Verhaltenstherapie

Der Behaviorismus von John Watson und B. F. Skinner entstand zum Teil als Reaktion auf den relativ introspektiven und nicht empirischen Ansatz, den Freud in der Psychologie verfolgt hatte (siehe z. B. Watson, 1913). Die Prinzipien der operanten und respondenten (oder klassischen) Konditionierung beruhten ausschließlich auf direkt beobachtbaren Variablen, und sowohl Skinner als auch Watson legten besonderen Wert auf Pragmatik. Mit anderen Worten, anstatt Verhalten auf multiplen Analyseebenen zu „erklären", sollten ihre sparsam angelegten Verhaltenstheorien vor allem das Ausmaß, in dem man die Handlungen eines Organismus unter bestimmten Bedingungen *vorhersagen* und dieses Verhalten mittels der Anwendung operanter und respondenter Prinzipien *kontrollieren* oder systematisch verändern konnte, steigern (siehe z. B. Smith, 1992). Es ist daher kaum überraschend, dass expositionsbasierte Verhaltenstherapien für angst- und furchtbezogene Störungen sich schon früh als relativ kurze und wirksame Behandlungen erwiesen (siehe z. B. Jones, 1924; Wolpe, 1958) und dass operante Ansätze für die Behandlung von Depressionen (siehe z. B. Ferster, 1973) und eine Reihe von Entwicklungsstörungen (siehe z. B. Baer, Wolf & Risley, 1968) später als ähnlich wirksame Behandlungen aufkamen. Diese Flut an empirisch gestützten verhaltensbasierten Verfahren wurde schließlich als die „Erste Welle" der Verhaltenstherapie bekannt (Hayes, 2004a).

Ab den späten 1950er-Jahren (siehe z. B. Chomsky, 1959; Ellis, 1957) zeichnete sich eine Trendwende ab. Verfechter der neugegründeten Teildisziplin der kognitiven Psychologie zeigten sich zunehmend abweisend gegenüber dem verhaltenswissenschaftlichen Insistieren auf dem Prinzip, die Psychologie auf die Untersuchung von direkt beobachtbarem Verhalten zu beschränken. Auch wurde die von Behavioristen wie Skinner und Watson vertretene Kontinuitätshypothese (laut derer die im Laborexperiment an Tieren beobachteten Lernprinzipien auch uneingeschränkt für Menschen galten) jetzt grundlegend in Frage gestellt (siehe z. B. White, Juhasz & Wilson, 1973). Die ersten Widersprüche gegen die Kontinuitätshypothese, wie etwa Chomskys (1959) sehr negative Rezension von Skinners Werk

Verbal Behavior (1957), waren größtenteils nicht empirisch begründet, sondern konzentrierten sich stattdessen auf die augenscheinlich offenkundige Beobachtung, dass die menschliche Sprache und Kognition den Menschen Lern- und Informationsverarbeitungsprozesse ermöglichten, die diejenigen anderer Arten im Tierreich weit übertrafen. (Ironischerweise begannen sogar die Forschungen *verhaltenswissenschaftlich* orientierter Psychologen – wie die von Sidman & Tailby, 1982, durchgeführten Forschungen zur Reizäquivalenz und die in Kapitel 4 zitierten Studien zu regelgeleitetem Verhalten – später sehr stark darauf hinzudeuten, dass zwischen den Lernprozessen bei Menschen und Tieren einige sehr markante Unterschiede bestehen.) In der Folge rückte die kognitive Therapie – ausgehend von der Annahme, dass potenziell veränderbare irrationale und verzerrte Kognitionen für den Hauptanteil jeglicher Psychopathologie verantwortlich seien – ab den späten 1970er-Jahren in den Mittelpunkt (siehe z. B. Beck, 1976). Man begann, kognitive Interventionen, die sich auf die Veränderung von dysfunktionalen und / oder irrationalen Gedanken, Attributionen und Selbstgesprächen konzentrierten, mehr oder weniger Seite an Seite mit altbewährten verhaltenstherapeutischen Elementen wie Exposition, Fertigkeitstraining und Verhaltensaktivierung durchzuführen. Dieser deutliche Schwenk in der Therapieausrichtung wurde später als „Zweite Welle" der Verhaltenstherapie bezeichnet.

Angespornt durch den Wunsch, sowohl die Wirkung der konventionellen KVT zu verbessern als auch die Prinzipien der Verhaltenstheorie sparsam zu erweitern, um den augenscheinlichen Auswirkungen der menschlichen Sprache und Kognition Rechnung zu tragen, begannen Steven C. Hayes und seine Kollegen mit der Formulierung der Bezugsrahmentheorie (Hayes & Hayes, 1989) und des „Comprehensive Distancing" (heute bekannt als Akzeptanz- & Commitment-Therapy; Zettle & Hayes, 1986). Die RFT postulierte eine relativ einzigartige Gruppe von direkt beobachtbaren, auf operanter Konditionierung basierten Lernprozessen, die die Auswirkungen der Sprache auf das menschliche Verhalten erklären sollten. Dieser Ansatz umging die oft gegen die kognitive Psychologie vorgebrachten Kritikpunkte, mentalistisch zu sein (siehe z. B. Hayes & Brownstein, 1986) und unbeobachtbare Konstrukte in psychologische Theorien einzuschließen (Wilson, 2001). Bis heute haben über 180 veröffentlichte Studien in wissenschaftlichen Zeitschriften mit Peer-Review (S. C. Hayes, persönliche Kommunikation vom 8. September 2009) die Lehrsätze der RFT einhellig unterstützt und gezeigt, wie RFT-basierte Prozesse mit konventionellen operanten und respondenten Konditionierungsprozessen interagieren und oft auch an deren Stelle treten. Vielleicht noch wichtiger ist jedoch der von der RFT nahegelegte Schluss, dass ein praktikabler Weg zur Behandlung problematischer Gedanken und Emotionen durchaus Interventionen beinhalten kann, die dabei helfen, diese Gedanken und Emotionen auf andere Weise (oder in einem anderen Kontext) zu erleben, anstatt lediglich auf systematische Weise zu versuchen, sie zu *verändern* oder die Häufigkeit ihres Auftretens zu reduzieren. Eben diese Konzentration auf die Veränderung des *Kontextes*, in dem die belastenden Gedanken und Emotionen erlebt werden (im Gegensatz zu der in der konventionellen KVT vorherrschenden Konzentration auf die Veränderung des Inhalts von Gedanken und Emotionen) ist wahrscheinlich das herausragende Kennzeichen der „Dritten Welle" der Verhaltenstherapie, und diese Art der Definition der „Welle" schließt auch andere zeitgenössische Formen der Psychotherapie ein, wie die Dialektische Verhaltenstherapie (Linehan, 1993) und die Achtsamkeitsbasierte Kognitive Therapie bei Depressionen (Segal, Williams & Teasdale, 2002).

Es besteht jedoch ein weiterer diskutabler Unterschied zwischen der ACT und den kognitiven und kognitiv-behavioralen Behandlungen der Zweiten Welle. Die Entwicklungslinie der ACT ähnelt auf frappierende Weise derjenigen der Ersten Welle der Verhaltenstherapie in ihren frühen Jahren. Die ACT kam gemeinsam mit einem grundlegenden experimentellen Ansatz zur Erklärung menschlichen Verhaltens auf (der RFT), und ihre Anwendung spiegelt die Lehrsätze der RFT in nicht geringem Ausmaß wider. Fundamentale, auf der RFT basierende Laboruntersuchungen zentraler ACT-Konstrukte wie kognitiver Defusion, Selbst-als-Kontext, Akzeptanz und Engagement in Bezug auf wertegeleitetes Verhalten wurden publiziert und werden auch bis heute durchgeführt. Diese Forschungen sowie die RFT-basierten Studien zu den Auswirkungen metaphorischen Denkens haben sich selbstredend auf die Entwicklung der ACT ausgewirkt, ebenso wie sich die ACT auf die Forschungsbemühungen von mit der RFT gut vertrauten Experimentalpsychologen ausgewirkt hat. Mit anderen Worten, die relativ enge Verbindung zwischen grundlegender experimenteller und angewandter Wissenschaft, die in der Ersten Welle der Verhaltenstherapie zu beobachten war, zeigt sich nun auch im Wechselspiel von ACT und RFT in der Dritten Welle. Diese Ähnlichkeiten sind kein Zufall, sondern resultieren vielmehr aus der Annahme, dass eine konzentrierte und konsistente Integration grundlegender und angewandter Forschung sowie die explizite empirische Untersuchung der die Verhaltensveränderung antreibenden *Prozesse* unsere Fähigkeit zur Vorhersage und Veränderung menschlichen Verhaltens rascher voranbringen werden. Um es etwas prägnanter zu formulieren, man hofft, dass diese Welle der Verhaltenstherapie eine Familie von Psychotherapien hervorbringen kann, die „der Herausforderung des menschlichen Leidens angemessener sind" (Hayes, 2008a). Ob dieses recht enthusiastische Ziel erreicht werden kann, wird sich zeigen.

3. | Funktionaler Kontextualismus

Auf der fundamentalsten Ebene besteht wissenschaftliches Vorgehen lediglich darin, eine Reihe bestimmter Werkzeuge und Verfahren anzuwenden, um verlässlichere Antworten auf eine große Vielfalt von Fragen zu finden. Welchem übergeordneten Zweck dieser Prozess gewidmet werden sollte, ist Ansichtssache, und was die Antworten über die uns umgebende Welt aussagen, hängt zum Teil davon ab, von welchen Annahmen über das Wissen und über das, was es uns über die Realität sagen kann, wir ausgehen. Der Philosoph Stephen Pepper (1942) vertrat die Meinung, dass alle Wissenschaftler sich eine von vier Gruppen von relativ adäquaten präanalytischen Annahmen in Bezug darauf, wie wissenschaftliche Befunde die objektive Realität widerspiegeln oder aber auch nicht mit ihr korrespondieren, zu eigen machen. (Diese bezeichnete er als „Weltanschauungen", im engl. Original *world hypotheses*.) Mit „präanalytisch" meinte Pepper dabei, dass diese Annahmen nicht wissenschaftlich überprüfbar seien, sondern lediglich subjektive, philosophische Überzeugungen hinsichtlich der Frage, wie Wissen die universelle Wahrheit widerspiegelt oder nicht widerspiegelt, darstellen würden. Jeder Mensch kann laut Pepper jede dieser vier Gruppen von Zielen für sich zum „Zweck" von Wissenschaft erklären, wobei zu beachten ist, dass es sich lediglich um Thesen darüber, wie Wissenschaft eingesetzt werden kann und eingesetzt werden sollte, handelt. Pepper führte aus, dass die bei Wissenschaftlern am häufigsten anzutreffende Gruppe von Annahmen (die den Titel „Mechanismus" trägt) beinhaltet, dass eine wissenschaftliche Theorie wahr ist, wenn sie mit der realen Welt genau korrespondiert. Mit anderen Worten, ein Mechanist (oder Realist) nimmt an, dass das ultimative Ziel einer psychologischen Theorie in einem vollständigen Verständnis dessen besteht, was alle menschlichen psychischen Prozesse *wirklich* sind und wie sie *wirklich* zusammenarbeiten – also einem Verständnis, das eine perfekte Vorhersagbarkeit menschlicher Handlungen unter einer unendlichen Vielfalt von Umständen zur Folge hätte.

Im Gegensatz dazu gehen Kontextualisten laut Pepper (1942) davon aus, dass eine objektive Realität nicht abschließend erfassbar ist. Aufgrund einer Reihe von Faktoren wie menschlichen Wahrnehmungsfehlern, Messfehlern, Fehlern bei der Dateninterpretation und Beobachtereffekten auf die untersuchten Personen sind Kontextualisten überzeugt, dass wissenschaftliche Theorien nicht in der Lage sind, die objektive Wahrheit (die Pepper in seinem Werk – auch durch die Schreibweise – von der subjektiven Wahrheit unterscheidet) zu erfassen, jedoch die Art unseres Denkens in Bezug auf die Welt auf eine Weise organisieren können, die uns ein effektiveres Agieren innerhalb des von der Theorie beschriebenen Bereichs ermöglichen. Mit anderen Worten, ein Kontextualist nimmt an, dass das ultimative Ziel der psychologischen Theorie und der psychologischen experimentellen Forschung in der Entwicklung einer Terminologie zur Beschreibung menschlicher psychischer Prozesse besteht, die unsere Fähigkeit zur exakten Vorhersage und Kontrolle (Veränderung) menschlichen Verhaltens maximiert. Das Ziel ist dabei rein pragmatisch – man will Theorien und Forschungen dazu nutzen, immer bessere Wege zu finden, mit denen sich das Verhalten von Menschen im positiven Sinne verändern lässt. Ein kontextualistisch orientierter Psychologe glaubt zwar definitiv an die Existenz einer „wirklichen" Welt, jedoch interessiert er sich nicht für die Bestimmung der *wirklichen* Komponenten und Interaktionen dieser Welt. Stattdessen geht er von der Arbeitshypothese aus, dass die objektive Wahrheit in der Natur der Welt – und der Psyche des Menschen – nicht erfasst werden kann und dass eine psychologische Theorie in dem Ausmaß „wahr" ist, in dem sie uns die präzise Vorhersage *und* Kontrolle menschlichen Verhaltens ermöglicht. Um noch einen wichtigen Vorbehalt einzufügen, sei gesagt, dass Kontextualisten, die sich mit Vorhersage *und* Kontrolle befassen, als funktionale Kontextualisten bezeichnet werden, während man solche, die den arealistischen Standpunkt des Kontextualismus vertreten, aber sich ausschließlich mit Vorhersage befassen, deskriptive Kontextualisten nennt.

Das Konzept von Vorhersage und *Kontrolle* kann einen recht finsteren Eindruck machen und außerdem auch übermäßig ambitioniert wirken. In diesem Zusammenhang sind ethische Erwägungen von zentraler Bedeutung. Konsens unter allen wohlgesinnten Kontextualisten sollte sein, dass die angestrebten Verhaltensveränderungen im besten und selbstgewählten Interesse der Personen, mit denen wir arbeiten, liegen. Und vor dem Hintergrund der enormen Komplexität menschlichen Verhaltens wird anstelle von „Kontrolle" eher von „Beeinflussung" gesprochen, um einen etwas bescheideneren und realistischeren Ausdruck zu verwenden.

Sowohl ACT als auch RFT sind Paradebeispiele für funktional kontextualistische Theorien (Verhaltenstheorien im Allgemeinen haben oft funktional kontextualistische Grundlagen, auch wenn einige Behavioristen sich selbst eher als deskriptive Kontextualisten oder Mechanisten bezeichnen würden). Da „erfolgreiches Arbeiten" (Pepper, 1942) gemäß dieser philosophischen Perspektive das vorausgesetzte Ziel aller Wissenschaft ist, stellt eine rigorose und wiederholte empirische Untersuchung der Behandlung (ACT) und der Theorie (RFT) im Hinblick auf ihre Eignung für die präzise Vorhersage und die Beeinflussung menschlichen Verhaltens einen zentralen Aspekt des internationalen ACT / RFT-Forschungsprogramms dar. Der Status der ACT und der RFT als funktional kontextualistische Theorien gibt auf manche Fragen Antworten, die für einige Leute überraschend sein mögen. Erfasst die RFT, was Sprache und Kognition *wirklich* sind? Nein. Erfasst die ACT universelle Wahrheiten über die psychische Funktionalität des Menschen? Nein (– auch wenn eine angemessenere funktional kontextualistische Antwort auf diese beiden Fragen in einer Kombination von „Ich weiß es nicht" und „Es interessiert mich nicht" bestünde). Können die ACT und die RFT dabei helfen, vielfältige menschliche Verhaltensweisen unter vielfältigen Umständen zu verändern? Bislang beantworten die veröffentlichten empirischen Studien zu beiden Konzepten diese Frage mit „Ja".

Schließlich kann es sich als sehr erfrischend erweisen, funktionell kontextualistische Annahmen explizit zu berücksichtigen. Dogmen werden dadurch minimiert, wenn nicht gar eliminiert, und da man nicht mehr fragen muss, ob die eigene Theorie wirklich der „objektiven Wahrheit" entspricht, geht man vielleicht unverbindlicher und flexibler mit den eigenen Ideen um. Weil weiterhin davon ausgegangen wird, dass Ideen nur insofern „wahr" sind, als sie erfolgreiches Arbeiten voranbringen, gilt das Hauptaugenmerk solchen Daten, die empirische Hinweise darauf liefern, wann, wie und mit welchen Personen die Interventionen / Experimente auf der Grundlage der eigenen Theorie tatsächlich zu erfolgreicher Vorhersage und Beeinflussung von Verhalten führen können. Und es wird ausdrücklich anerkannt, dass die eigenen Theorien (einschließlich ACT und RFT) früher oder später zugunsten von anderen Theorien aufgegeben werden, welche erfolgreiches Handeln noch effektiver voranbringen (oder vielleicht werden auch Aspekte der eigenen Theorien in effektivere Theorien übernommen). Ein Großteil der Kernaussage dieses Aspekts des funktionalen Kontextualismus spiegelt sich in folgendem Ausspruch eines Kollegen wider: „Jede Theorie, die je von einem Menschen entwickelt wurde, ist falsch. Und die Theorien, die wir derzeit vertreten – von denen wissen wir bloß noch nicht, *warum* sie falsch sind" (K. G. Wilson, persönliche Kommunikation vom 21. August 2009).

4. | Bezugsrahmentheorie

Der ACT liegt eine behaviorale Theorie menschlicher Sprache und Kognition zugrunde, die man als Bezugsrahmentheorie (*Relational Frame Theory*, RFT) bezeichnet. Da die RFT relativ komplex und der Raum in diesem Buch begrenzt ist, werden die spezifischen technischen Einzelheiten der RFT an dieser Stelle nicht erörtert (siehe stattdessen Blackledge, 2003, für eine Einführung; oder Hayes, Barnes-Holmes & Roche, 2001a, für eine ausführlichere Darstellung). Mit den wesentlichen Aspekten der Theorie und ihrer Relevanz für die ACT werden wir uns jedoch befassen. Radikal behaviorale Erklärungen der menschlichen Sprache und Kognition (siehe z.B. Skinner, 1957) haben sich als empirisch nicht haltbar erwiesen (Hayes, Blackledge & Barnes-Holmes, 2001b). Seit den 1970er-Jahren wurden wiederholt Laborexperimente (von denen Hayes, Blackledge & Barnes-Holmes, 2001b, einige diskutieren) durchgeführt, die in hohem Maße darauf hindeuteten, dass die Sprachfähigkeit des Menschen die Möglichkeiten zur Vorhersage oder Kontrolle von menschlichem (im Gegensatz zu nicht menschlichem) Verhalten mittels der konventionellen Verhaltenstheorie (wie von Skinner, 1974, beschrieben) sehr wesentlich beeinträchtigte. Steven Hayes und seine Kollegen entwickelten die RFT seit Mitte der 1980er-Jahre als einen Versuch, die Stärken der konventionellen Verhaltenstheorie zu erhalten und ihre Konzepte gleichzeitig sparsam zu erweitern, um den Besonderheiten der menschlichen Sprache und Kognition Rechnung zu tragen.

Die Prämissen der RFT sind relativ simpel. Sprache beziehungsweise verbales Verhalten wird als operantes Verhalten betrachtet – das bedeutet, wir sagen oder denken die Dinge, die wir sagen oder denken, aufgrund einer Vorgeschichte, in der das Sagen oder Denken der betreffenden Dinge unter ähnlichen Umständen verstärkt wurde. Doch während Skinner (1957) verbales Verhalten lediglich als einen Operanten wie auch jedes andere operante Verhalten verstand, betrachteten Hayes und seine Kollegen die Sprache als einen relationalen Operanten mit Ableitungsfähigkeiten, welche einige sehr grundlegende Prinzipien der formalen Logik widerspiegeln. Mit anderen Worten, aus der Sicht der RFT beinhaltet die Verwendung von Sprache, dass wir Reize (Objekte, Menschen, Dinge, Gedanken, Erinnerungen, Emotionen etc.) in Beziehungen setzen, die verändern, wie wir diese Reize wahrnehmen und auf sie reagieren. Diese Beziehungen zwischen Reizen können von jeder nur erdenklichen Art sein: hierarchisch, zeitlich, koordinativ, komparativ, räumlich und so fort (für eine Beschreibung derartiger Beziehungen siehe Hayes et al., 2001c). Stellen Sie sich beispielsweise vor, dass *Thomas seinen Job verloren hat (Reiz)*, wobei er, basierend auf seiner Lerngeschichte, die Situation wie folgt verbal rahmt[3] (kursiv gedruckte Wörter bezeichnen spezifische Reize, während fett gedruckte Wörter / Symbole auf die Beziehungen zwischen diesen Reizen verweisen): *Männer mit Jobs* **sind** *Versorger; Männer, die keine Versorgung bieten können,* **sind** *unzulänglich; ich habe meinen Job verloren, mein Freund Jerry hat seinen Job noch.* Obwohl man Thomas nie gesagt hat, dass er zulänglicher oder unzulänglicher wäre als sein Freund Jerry, würde er dennoch die folgenden Schlüsse ziehen: *Ich* **bin** *unzulänglich* und *Ich* **bin** *unzulänglicher als Jerry.* Vor dem Hintergrund der von den meisten Menschen vorgenommenen Rahmung von *Unzulänglichkeit* wäre es nur ein kleiner Schritt für Thomas, die weitere Schlussfolgerung *Ich* **bin** *schlecht* zu ziehen. Die Ableitungen sind einfach, aber der Prozess repräsentiert eine Fähigkeit, die nicht menschlichen, nicht zur Sprache fähigen Wesen fehlt: einfache logische Ableitungen auf Reize anzuwenden, um zu willkürlichen, abstrakten und oft sehr dürftigen Schlussfolgerungen zu gelangen. Um es technisch präziser auszudrücken, relationale Reaktionen beinhalten, Reize so in Beziehungen zu setzen, dass sich die Funktionen dieser Reize verändern – und zwar derart, dass sich wandelt, wie man im offenen Verhalten, emotional und / oder kognitiv auf diese Reize reagiert. Mindestens 150 empirische RFT-Studien haben einhellig gezeigt, dass diese funktionalen Veränderungen auf Wegen stattfinden, die klassische und operante Konditionierung nicht erklären können.

Warum also ist die RFT relevant für die ACT? Zuerst und vor allem konzeptualisiert die RFT den Inhalt von Sprache / Kognition / Denken (die Begriffe können aus Sicht der RFT gleichwertig verwendet werden) als in hohem Maße willkürlich. Menschen lernen willkürliche Wege, sich selbst und ihr Erleben in kulturell akzeptierter Weise zu bewerten (etwa *„unzulänglich sein* **ist** *schlecht",* *„öffentliches Rülpsen,* um Zufriedenheit mit einer Mahlzeit auszudrücken, **ist** *gut",* *„keinen Partner zu haben* bedeutet, dass man *inakzeptabel* **ist"** und so fort) und sich in vielen Fällen so zu verhalten, als ob diese Bewertungen und Regeln absolute Wahrheiten seien. Tatsächlich

---

3 Der Begriff wird hier im Sinne der Bezugsrahmentheorie verwendet und bedeutet daher, dass Reize in lerntheoretische Beziehungen gesetzt werden; s. hierzu auch Törneke, 2012, Kap. 4 (Anm. des Übersetzers).

ist die Richtigkeit derartiger Bewertungen und Regeln allerdings oft noch nicht einmal auf *kultureller* Ebene einvernehmlich, sondern lediglich auf subkultureller, familiärer oder noch weitaus idiosynkratischerer Ebene, je nachdem, wie die beurteilenden Bedeutungen diverser Reize im Zuge der Lerngeschichte einer Person dem Reiz zugeschrieben oder abgeleitet wurden. Nehmen wir eine kleine Reihe von abgeleiteten Inferenzen wie „Schwache Menschen sind schlecht. Niedergeschlagene Menschen sind schwach. Ich bin niedergeschlagen, daher bin ich schlecht". Solche Gruppen von Beziehungen zwischen Reizen erscheinen logisch und bindend, wodurch sie ihre Subjektivität und ihre in höchstem Maße eingeschränkte Analyse der Realität verschleiern. Da die Sprache in menschlichen Gesellschaften allgegenwärtig ist und in der Regel sehr viele Probleme des menschlichen Daseins lösen kann, überschätzen Menschen die Richtigkeit ihrer Gedankengänge. Was auf der verbalen Ebene geglaubt wird, gilt als Tatsache. Oder, um es etwas präziser zu formulieren, was auf dieser Ebene geglaubt wird, erscheint typischerweise noch nicht einmal als Überzeugung oder Gedanke, sondern als einfache Widerspiegelung der Realität. Die Sprache beginnt, das direkte Erleben zu überlagern, selbst wenn das direkte Erleben die Richtigkeit des eigenen Denkens wiederholt in Frage stellt. Dies gilt nicht nur für Gedanken, die bewertende oder kategoriale Beziehungen beinhalten, sondern auch für solche, die verbale Regeln über in bestimmten Situationen erwünschte oder verbotene Verhaltensweisen einschließen. Dies zeigte sich auch in einem Experiment von Matthews, Shimoff, Catania und Savgolden (1977), in dem die Versuchspersonen in zwei Gruppen aufgeteilt worden waren. Die eine Gruppe wurde vor dem Beginn der Untersuchung verbal instruiert, wie Tasten eines Computers zum Erreichen maximaler Verstärkung gedrückt werden müssten, die zweite Gruppe nahm vollkommen uninstruiert an der Untersuchung teil. Es zeigte sich, dass die instruierten Versuchspersonen weniger flexibel waren, wenn sie sich an unangekündigte Veränderungen der für maximale Verstärkung erforderlichen Tastendrücke anpassen mussten. Mit anderen Worten, die verbal instruierten Versuchspersonen neigten dazu, auch dann an der verbalen Regel festzuhalten, wenn sich diese als ineffektiv erwies. Die uninstruierten Versuchspersonen hingegen reagierten flexibler auf direkte Erfahrungen, und zwar auf eine „mit infrahumanen Organismen vergleichbare Weise" (S. 453).

Die Auswertungen der veröffentlichten empirischen Studien zur RFT haben somit belegt, dass unsere Sprachfähigkeit uns in die Lage versetzt, vielfältige formale und abstrakte Beziehungen zwischen Reizen herzustellen und dadurch unsere Möglichkeiten zu raschem und effektivem Handeln in hohem Maße zu steigern. Darüber hinaus haben die Auswertungen dieser Studien jedoch auch gezeigt, dass relationale Reaktionen unser Leiden vergrößern und uns zu ineffektivem Verhalten führen können. Während konventionellere Formen der KVT dies durch eine Veränderung der relationalen Reaktion seitens der Klienten (mit anderen Worten, ihrer Denkweise) beheben zu versuchen, verfolgt die ACT in weiten Teilen einen anderen Ansatz: die Prozesse zu unterbrechen, durch die die relationalen Reaktionen die Funktionen derjenigen verbalen Reize verändern, die mit dem problematischen Verhalten in Zusammenhang stehen. Wie dies zu bewerkstelligen ist, wird im Kapitel zur kognitiven Defusion (Kapitel 6) erörtert.

Die Kernprozesse der ACT

Die folgenden Kapitel beschreiben die sechs therapeutischen Kernprozesse der ACT, wie man sie gegenwärtig versteht: *Akzeptanz, Defusion, Selbst-als-Kontext, Kontakt mit dem gegenwärtigen Augenblick, Werte* und *Engagement*. Diese achtsamkeitsbezogenen und verhaltensverändernden Prozesse wirken zusammen, um *psychische Flexibilität* zu erzeugen, die in Kapitel 11 eingehender erörtert wird (siehe auch Abbildung 11.1, S. 58). Aufgrund der erlebensbezogenen Natur der ACT und der Tatsache, dass die verbale Darstellung einiger der genannten Prozesse schwierig ist, umfassen Kapitel 5 und 6 auch erlebensbasierte (anstatt rein theoretische) Abhandlungen ihrer jeweiligen Thematik mit dem Ziel, ein tieferes Verständnis herbeizuführen. Auch bauen viele der folgenden Kapitel auf den Konzepten auf, die in den früheren Kapiteln dieses Abschnitts dargelegt wurden. Aus diesem Grund ist es dringend anzuraten, dass Sie die kurzen erlebensbasierten Übungen in diesen Kapiteln durchführen und die Kapitel 5–11 in der Reihenfolge ihrer Nummerierung lesen.

5. | Akzeptanz

Das Wort „Akzeptanz" hat eine Reihe von Konnotationen: Resignation, grimmiges Durchhalten, „Lächeln und Ertragen", „sich selber aus der Patsche helfen" und viele mehr. Ein die gesamte ACT durchziehendes Thema ist die Idee, dass Wörter die volle Tiefe und Breite des direkten Erlebens nicht erfassen können. Es ist daher wahrscheinlich nicht überraschend, dass die genannten Konnotationen die Essenz dessen, was aus der Sicht der ACT mit Akzeptanz gemeint ist, nicht vollumfänglich wiedergeben. Oft wird das Wort Bereitschaft dazu verwendet, derartige Konnotationen zu umgehen. Akzeptanz dreht sich in der ACT weder darum, aversive Emotionen und Erlebnisse zu wünschen, noch darum, sie zu tolerieren, und auch nicht um „unermüdliches Weitermachen". Stattdessen beinhaltet Akzeptanz eine Bereitschaft dazu, die belastenden Emotionen und Erlebnisse zu ertragen, die auftreten, wenn man sich konsistent im Einklang mit den eigenen Werten verhält. Akzeptanz (oder Bereitschaft) ist somit das diametrale Gegenteil von Erlebensvermeidung, die ein zentrales Element von psychischer Inflexibilität darstellt.

Tatsächlich kann jedoch sogar das Wort Bereitschaft in den meisten Fällen die bestimmten Handlungen und Eigenschaften von Handlungen, die mit Akzeptanz im Sinne der ACT verbunden sind, nicht abbilden. Aus diesem Grund wird das Verständnis von Akzeptanz typischerweise erlebensbasiert geformt. Die folgende erlebensbasierte Übung (dem Leser sei hier nachdrücklich angeraten, die Übung durchzuführen, da sie ihm höchstwahrscheinlich zu einem viel besseren Verständnis von Akzeptanz verhelfen wird als der Text in diesem Kapitel) ist ein Beispiel. Nehmen Sie einen Eiswürfel aus Ihrem Kühlschrank (etwa in der Größe der „Umschalttaste" für Großbuchstaben auf Ihrer Computertastatur). Halten Sie den Eiswürfel in der Hand und umschließen Sie ihn dabei sanft mit den Fingern und der Handfläche, sodass Sie den größtmöglichen Hautkontakt mit ihm haben. Ihre Aufgabe, wenn Sie die Übung durchführen möchten, besteht nun darin, den Eiswürfel in der Hand zu behalten, bis er vollkommen geschmolzen ist. Dabei gibt es zwei Haltungen, die Sie in Bezug auf das zunehmende Kältegefühl in Ihrer Hand einnehmen können: Ihre Muskeln anspannen und Ihre Hand von Ihrem Körper wegbewegen, oder Ihren Arm auf Ihr Bein legen und die Empfindungen in Ihrer Hand entspannt hinnehmen (lassen Sie das Wasser einfach irgendwohin tropfen). Versuchen Sie einmal, die zweite Haltung einzunehmen. Wenn Ihre Konzentration von den Empfindungen in Ihrer Hand abgelenkt wird, so führen Sie Ihre Aufmerksamkeit einfach wieder dorthin zurück, sooft es notwendig ist. Achten Sie auf die Gedanken, die Sie in Bezug auf dieses Erlebnis haben – betrachten Sie diese als bloße Gedanken, nicht als Tatsachen –, und führen Sie Ihre Aufmerksamkeit immer wieder sanft zu Ihrer Hand zurück. Sie werden wahrscheinlich bemerken, dass Ihre Empfindungen sich im Laufe der Zeit verändern. Dies mag unerwartet für Sie sein, aber Sie werden sehen, dass Gedanken und Sorgen kommen und gehen ... und dass Ihre Hand am Ende der Übung keinerlei Erfrierungen hat und auch nicht amputiert werden muss!

Diese Übung vermittelt typischerweise ein metaphorisches Verständnis psychischer Akzeptanz. Sie veranschaulicht, dass wir manchmal im Leben, wenn wir uns in eine für uns bedeutsame Richtung bewegen wollen (und wahrscheinlich haben Sie diese Übung durchgeführt, weil Sie etwas über Akzeptanz lernen wollten), mit Schmerz oder psychischem Leiden konfrontiert werden. Wenn wir nicht bereit sind, diesen Schmerz zu erleben, werden wir uns den für uns bedeutsamen Dingen (unseren Werten) nicht annähern (Hayes et al., 1999). Sofern wir jedoch bereit sind, den Schmerz zu akzeptieren, indem wir ihn einfach frei kommen und gehen lassen, unseren Widerstand gegen ihn aufgeben und uns darauf konzentrieren, was das Erlebnis wirklich ist (anstatt darauf, was unser Verstand uns sagt, was es ist), können wir unseren Zielen näher kommen. Eine zentrale, zusammenfassende Frage, die man gelegentlich ACT-Klienten stellt, wenn deren wertegeleitetes Handeln durch Vermeidung entgleist, lautet: „Sind Sie bereit, diese Erfahrung als das zu erleben, was sie ist, anstatt als das, was Ihr Verstand Ihnen sagt, was sie ist, und dann im Einklang mit Ihren Werten zu handeln?"

In der ACT wird davon ausgegangen, dass die menschliche Sprache / Kognition emotionsgeladene Erlebnisse verzerren und oft intensivieren kann, und dass es in vielen Fällen Anstrengung erfordert, diese sprachbasierten Prozesse „kurzzuschließen", wenn sie sich als problematisch erweisen. Aus diesem Grund erfolgt die Arbeit an der Akzeptanz zumeist gleichzeitig mit kognitiver Defusion und der Arbeit am Selbst-als-Kontext, wie in Kapitel 6 und 7 erörtert wird. Wenn man ein aversives Erlebnis metaphorisch damit gleichsetzt, in der Mitte eines großen Rosenbusches mit sehr spitzen Dornen zu stehen, so stellt die Arbeit am Selbst-als-Kontext die Entfernung dieser Dornen dar. Unbehagen und Leiden bleiben bestehen, aber wahrscheinlich in einem erträglicheren Ausmaß. Aus dieser Perspektive kann man Akzeptanz als realistische Option ansehen. Natürlich werden die Gedanken an sich nicht entfernt – sie werden nur weniger ernst genommen. Darüber hinaus wird die Arbeit an der Akzeptanz im Rahmen der ACT praktisch immer mit den Werten des Klienten verflochten (wie in Kapitel 9 erörtert werden wird). Das bedeutet, die Klienten werden nicht aufgefordert, das aktive Erleben von Leiden in Betracht zu ziehen, sofern dies nicht dabei hilft, ein sinnerfüllteres, vitaleres und zielgerichteteres Leben zu führen.

Im Normalfall nimmt das Ausmaß der Akzeptanz über die Dauer eines belastenden Erlebnisses hinweg zu und ab. Dies ist vor dem Hintergrund der im Folgenden genannten elementaren Prinzipien der Akzeptanz und der Rolle, die kognitive Defusion in Bezug auf ihre Förderung spielt, nicht überraschend. Erstens sind aversive Erlebnisse – offensichtlich – per Definition unangenehm. Selbst wenn man im Rahmen der Verfolgung persönlicher Werte bereit ist, aversive Erlebnisse hinzunehmen, ist eben ihre aversive Natur bereits Grund genug dafür, dass das Ausmaß der persönlichen Bereitschaft von einem Moment zum nächsten schwankt. Zweitens führt eine stärkere Fusion mit negativen Bewertungen aversiver Erlebnisse zu einer Senkung der Bereitschaft. Wie in Kapitel 6 noch erläutert werden wird, kann man von Defusionsstrategien nicht erwarten, dass sie diese Bewertungen vollständig und permanent „deliteralisieren", wenn man bedenkt, wie sehr literale Sprache uns durchdringt und welch lange Lerngeschichte ihr zugrunde liegt. Dass das Ausmaß der Akzeptanz (und der Defusion) im Lauf der Zeit schwankt, ist nicht notwendigerweise ein Problem. Auf lange Sicht kann bereits eine Verbesserung seitens des Klienten erwartet werden, wenn dieser einfach nur häufiger im Einklang mit den eigenen Werten handelt, als er es gegenwärtig tut, seine Lebensqualität im Lauf der Zeit verbessert (siehe Kapitel 9) und auf seinem Weg zu als wertvoll eingeschätzten Zielen seltener aversive Erlebnisse vermeidet. Natürlich würde es stabilere Veränderungen bewirken, wenn häufiger Akzeptanz und mit den Werten des Betreffenden besser harmonierendes Verhalten an den Tag gelegt würden, aber für nicht ganz so stabile Veränderungen ist dies nicht notwendig.

In diesem Zusammenhang ist auch ein wichtiger Vorbehalt zu erwähnen, der zum Tragen kommt, wenn Klienten beim Verständnis der Natur und des Zwecks der Akzeptanz im Kontext der ACT geholfen wird. Wie bereits zuvor erwähnt tendieren aversive Erlebnisse dazu, weniger aversiv zu werden, wenn Strategien zur kognitiven Defusion und zum Aufbau des Selbst-als-Kontext erfolgreich eingesetzt wurden. Sobald die Klienten diesen Umstand bemerken, beginnen sie manchmal damit, die entsprechenden Strategien gezielt zur Minimierung ihres Leidens anstatt als Werkzeuge zur Aufrechterhaltung eines im mit den eigenen Werten harmonierenden Handelns auch im Angesicht von Leiden einzusetzen. Diese Veränderung der Agenda ist entscheidend, und sie verweist auf einen grundlegenden Aspekt der ACT. Wenn die eigene primäre Agenda direkte Versuche der Reduzierung des psychischen Leidens beinhaltet, so wird dem Verhalten im Einklang mit den eigenen Werten weniger Aufmerksamkeit gewidmet – obwohl dieses Verhalten die Häufigkeit positiver Verstärkung steigern und die Lebensqualität langfristig verbessern würde. Hinzu kommt, dass wenn die Strategien zur Defusion und zum Aufbau des Selbst-als-Kontext das Leiden nicht auf ein „akzeptables Maß" senken können, das „inakzeptable Maß" an Leiden ein Verhalten, das mit den eigenen Werten harmoniert, ausschließen. Damit Akzeptanz ein durchgängig hilfreicher Prozess ist, muss es die Bereitschaft zum Erleben jedes nur erdenklichen Ausmaßes an psychischem Leiden beinhalten. Aus diesem Grund werden in der Regel Strategien zur Erzeugung „kreativer Hoffnungslosigkeit" dazu verwendet, dem Klienten bei der Ersetzung einer Agenda der *Veränderung* durch eine Agenda der *Akzeptanz im Dienste gewählter Werte* zu helfen (siehe Kapitel 18 für eine anwendungsbezogene Erläuterung kreativer Hoffnungslosigkeit).

6. | Kognitive Defusion

Aus Sicht der ACT/RFT ist es nur unter bestimmten Bedingungen der Fall, dass Wörter eine Bedeutung haben und unser Verhalten (offenkundig) antreiben. Lesen Sie beispielsweise einmal den folgenden Satz:

Hoc tempore quisquam post te stat.

Beachten Sie, wie Sie beim Lesen des Satzes reagiert haben. Sofern Sie nicht flüssig Latein beherrschen, haben die Wörter wenig oder keine Bedeutung. Und nun achten Sie darauf, welche Funktion eine deutsche Übersetzung des Satzes hat:

In genau diesem Moment steht jemand hinter Ihnen.

Natürlich ist klar, dass die Autoren dieses Buches nicht wissen können, ob in diesem Moment jemand hinter Ihnen steht oder nicht. Und dennoch hat diese Übersetzung einer größtenteils bedeutungsfreien Abfolge von Buchstaben Ihnen vielleicht ein wenig Angst gemacht oder Sie sogar dazu gebracht, sich umzudrehen. Buchstaben und Wörter an sich sind nichts anderes als willkürliche Symbole, Gekritzel auf Papier oder spezifische Klänge. Sie „bedeuten" nichts, bis der Sprache fähige Menschen eine hinreichend lange Lerngeschichte mit diesen Symbolen haben und sie auf bestimmte Weise gebrauchen. Wenn jemand eine Sprache (einschließlich ihrer grammatikalischen und syntaktischen Regeln) gelernt hat und darüber hinaus beigebracht bekam, dass (im Falle von Wörtern) sich jedes der „Symbole" auf reale „Dinge" bezieht, funktionieren die verbalen Reize so, wie es zu erwarten ist. Anders formuliert, wenn die Regeln der Sprache eingehalten werden, haben Worte Macht. Und nun achten Sie einmal darauf, was geschieht, wenn einige einfache syntaktische Regeln verletzt werden:

Hinter genau steht Moment direkt Ihnen jemand in diesem.

Obwohl dies nur ein einzelnes Beispiel ist, veranschaulicht es dennoch das hier entscheidende Konzept. Kognitive Defusion bedeutet im Grunde nichts anderes, als die Regeln der Sprache so aufzubrechen, dass problematische Wörter einen Großteil oder alles von ihrer Bedeutung verlieren

– und auf diese Weise dafür zu sorgen, dass Gedanken nicht mehr als Tatsachen fungieren, sondern einfach nur noch als *Wörter oder Gedanken.*

Etwas technischer ausgedrückt, kann man sagen, dass „kognitive Defusionstechniken darauf abzielen, nicht die Form, Häufigkeit oder Situationsabhängigkeit von Gedanken und anderen privaten Ereignissen zu verändern, sondern vielmehr ihre unerwünschten Funktionen" (übersetzt nach Hayes, Luoma, Bond, Masuda & Lillis, 2006, S. 8). Aus Sicht der RFT sind alle Wörter lediglich willkürliche Symbole, die Beziehungen von ungefährer Äquivalenz zu anderen Reizen haben. Das Symbol „Auto" korrespondiert mit einem tatsächlichen Auto, das Symbol „Gerechtigkeit" korrespondiert mit dem abstrakten Konzept / Reiz von Gerechtigkeit, die Lautfolge „Gelb" korrespondiert mit einem bestimmten Wellenlängenbereich des sichtbaren Lichts, die Lautfolge „wertlos" korrespondiert mit einem Status der Wert- oder Nutzlosigkeit. Diese Symbole können die Reize, mit denen sie in Beziehung stehen, im Verstand eines Menschen gewissermaßen „hervorrufen", wenn sie unter „regelkonformen" Bedingungen gesprochen oder gedacht werden. Sofern sich jedoch die kontextuellen Bedingungen ändern und zentrale Aspekte der „Gesetze der wortgetreuen Sprache" verletzt werden, verändern sich die Funktionen dieser Symbole grundlegend (siehe Blackledge, 2007). Wenn man einen Satz viel zu schnell (wie ein Auktionator auf einer Versteigerung) oder aber auch viel zu langsam (wie bei einer 78-rpm-Schallplatte, die mit 33 rpm abgespielt wird) ausspricht, einen Gedanken in einer mit der in ihm ausgedrückten Stimmung vollkommen inkongruenten Art singt, dasselbe Wort oder dieselbe kurze Phrase dreißigmal (oder noch öfter) hintereinander schnell wiederholt oder grammatikalische Regeln grob verletzt, so können die an relationalen Reaktionen beteiligten Prozesse kaum die Funktionen der Wörter in der erwarteten Weise verändern. Die Wörter beginnen, „ihre Bedeutung zu verlieren" (zumindest vorübergehend), und büßen schließlich auch ihre scheinhafte Fähigkeit, unser Verhalten anzutreiben, ein. Defusionstechniken sind unter anderem darauf ausgerichtet, die Verschmelzung zwischen beschreibender und einschätzender Sprache herauszustellen und unsere Überzeugung, dass einschätzende Wörter mit irgendeiner objektiven Wirklichkeit korrespondieren, zu untergraben. Beschreibende Wörter (wie „Auto", „Haus", „Holz", „fest", „rechteckig", „rot") beziehen sich lose auf Objekte oder Eigenschaften, die *formell* (also ihrer Form nach) mit einem der fünf Sinne wahrgenommen werden können. Einschätzende Wörter hingegen beziehen sich auf abstrakte Konzepte oder Eigenschaften, die nicht formell mit den Sinnen erfasst werden können (etwa „Ehre", „böse", „wertlos", „unzulänglich", „Gerechtigkeit"). Sobald sie Sprache beherrschen, verhalten Menschen sich oft so, als ob abstrakte, einschätzende Konzepte in ebenso „unabänderlicher" Weise auf physikalischen Tatsachen basieren würden, wie es bei beschreibenden Wörtern der Fall ist – wodurch dann der Vorgang, jemanden als einen „schlechten Menschen" zu bezeichnen, ebenso als „unabänderliche Wahrheit" fungieren kann wie die korrekte Bezeichnung eines Stuhles als „hölzerner Stuhl". Damit soll keineswegs gesagt sein, dass beschreibende Wörter die „Wirklichkeit" vollständig erfassen würden (die detaillierte Beschreibung eines „Stuhles" entspricht wahrscheinlich immer noch nicht *genau* der Art, wie er wahrgenommen wird). Stattdessen deutet das angesprochene menschliche Verhalten lediglich stark darauf hin, dass einschätzende Sprache (ebenso wie vorschreibende Sprache in der Art von „Du musst immer nett zu anderen Leuten sein" und ächtende Sprache in der Art von „Du darfst die Gefühle anderer Menschen nicht verletzen") willkürlich ist – sie ist nicht unumstößlich in der Wahrheit verankert. Defusionstechniken helfen Klienten dabei, dieses Konzept auf erlebensbasierte Weise zu erfassen, mit dem Ziel, die Unantastbarkeit der Sprache zu untergraben und ihre Auswirkungen auf das Verhalten der Klienten zu reduzieren.

Dabei dient Defusion keineswegs dazu, das Vertrauen des Klienten in sprachliche Äußerungen *vollständig* zu untergraben, denn dies wäre sowohl unmöglich als auch, was noch wichtiger ist, in höchstem Maße unerwünscht. Der moderne Mensch ist von Sprache durchdrungen und benötigt sie, um effektiv zu funktionieren und zu gedeihen. Wie zuvor erörtert, bringt die Fähigkeit zum Denken und Sprechen eine Vielzahl von Vorteilen mit sich. Zu den Nachteilen dieser Fähigkeit zählen jedoch eine Neigung zu unflexiblem und ineffektivem Verhalten aufgrund des strikten Befolgens verbaler Regeln und eine Vergrößerung des menschlichen Leidens aufgrund des Vertrauens in negativ bewertende sprachliche Äußerungen (siehe Kapitel 4 und 5 für eingehende Erläuterungen hierzu). Die Defusionsstrategien in der ACT dienen aus diesem Grund typischerweise dazu, auf erlebensbasierte Weise eine gesunde Skepsis gegenüber einschätzender und vorschreibender / ächtender Sprache im Allgemeinen hervorzurufen, während der Klient gleichzeitig ermutigt wird, weiterhin solche Gedanken „für bare Münze zu nehmen", die er für sinnvoll hält. In den meisten Fällen widmen die Klienten spezifisch negativ bewertenden Gedanken, die sie als besonders belastend und einschränkend empfinden (ebenso wie verbalen Regeln, die zu ineffektivem oder kontraproduktivem Verhalten führen), mehr fokussierte Aufmerksamkeit. Letzten Endes gilt, wie für jeden der sechs Kernprozesse der ACT, dass Defusionsstrategien dazu eingesetzt werden, dem Klienten dabei zu helfen, in konsistenterer und effektiverer Weise im Einklang mit den eigenen Werten zu leben.

7. | Selbst-als-Kontext

Die Bezugsrahmentheorie sagt voraus, dass jeder Reiz in Beziehung mit jedem anderen gesetzt werden kann (Hayes, Barnes-Holmes & Roche, 2001a). Wenn diese Beziehungsnetzwerke komplexer werden, so kann auch das, was einen „Reiz" ausmacht, komplexer werden. Diese Tatsachen führen zu einer Vorstellung des *Selbst,* die sich sehr stark von den Dingen entfernt, die in anderen psychologischen Theorien als definierende Aspekte des Selbst angesehen wurden. Aus der Perspektive der RFT lassen sich drei unterschiedliche Arten des Selbstempfindens abgrenzen: Selbst-als-Inhalt, Selbst-als-Kontext und Selbst-als-Prozess (Barnes-Holmes, Hayes & Dymond, 2001). Die ersten beiden Arten des Selbstempfindens – und ihre Bedeutsamkeit für die ACT sowie für die Psychopathologie im Allgemeinen – werden wir nun erörtern.

Das „am leichtesten zugängliche verbale Selbstempfinden" (Barnes-Holmes, Hayes & Dymond, 2001, S. 126) wird als Selbst-als-Inhalt[4] bezeichnet. Wenn eine Person sich dieses Selbstempfinden zu eigen macht, so betrachtet sie ihr *Selbst* als ungefähr äquivalent zum *Inhalt* ihrer gegenwärtig erlebten Gedanken, Emotionen, Erinnerungen und körperlichen Empfindungen. Mit anderen Worten, Aspekte dessen, was die Person gegenwärtig denkt, fühlt und erinnert, werden von ihr als selbstdefinierende Eigenschaften betrachtet. Dabei muss betont werden, dass das Selbst-als-Inhalt keineswegs bedeutet, alle Aspekte des eigenen Erlebens als äquivalent zum eigenen Selbst zu übernehmen. Vielmehr werden in der Regel *häufig* erlebte Gefühle, Gedanken und Erinnerungen – oder vielleicht *salientere* oder *intensivere* Erlebnisse – als selbstdefinierende Eigenschaften angesehen. Eine Person, die häufig Gefühle von Schuld und Bedauern empfindet, wird sich selbst mit größerer Wahrscheinlichkeit als „schlecht" und „selbstsüchtig" definieren – also sich bewertende Eigenschaften zuordnen, die zumeist sehr eng mit diesen Emotionen und entsprechenden Gedanken zusammenhängen. Auch könnte eine Person, die sich ein inhaltliches Selbst zu eigen macht und ein sehr hohes Maß an Angst empfindet, sich bereitwillig als ungefähr äquivalent zu den negativ bewertenden sprachlichen Äußerungen, die sehr oft gemeinsam mit Angst auftreten (wie „Ich bin schwach ... außer Kontrolle ... verrückt ... inkompe-

---

4 Dieser Begriff wird (z. B. in Luoma et al., 2009) auch als „inhaltliches Selbst" übersetzt.

tent" etc.), betrachten. Vor dem Hintergrund der großen Vielfalt negativ bewertender sprachlicher Äußerungen, die mit Leiden verursachenden Emotionen und anderen belastenden Gedanken einhergehen und bei denen man sich implizit oder explizit als äquivalent zu diesen elaborierten „Leidensnetzwerken" betrachtet, ist klar ersichtlich, wie lähmend und belastend die Dinge werden, wenn man ein Selbstempfinden als inhaltliches Selbst übernimmt. In einer belastenden Situation das Selbst-als-Inhalt in literaler Weise zu empfinden, verstärkt das Ausmaß der Belastung oft, da die allgemeine „Schlechtigkeit" der negativ bewertenden Sprache, die mit dem ursprünglichen *Erlebnis* verbunden ist, sich nun mit dem eigenen *Selbst* verbindet. An dieser Stelle ist dann zu erwarten, dass das Ausmaß der Erlebensvermeidung ansteigt, selbst wenn die aktive Auseinandersetzung mit den belastenden Erfahrungen notwendig wäre, um ein sinnerfüllteres und vitaleres Leben zu führen. Wenn der negative Inhalt des eigenen Erlebens das Selbst definiert, kann es als eine sehr verlockende Option erscheinen, Umstände, die diese negativen Inhalte hervorrufen, möglichst zu vermeiden.

In der ACT werden Strategien zum Aufbau des Selbst-als-Kontext[5] dazu verwendet, der Fusion mit dem Empfinden des Selbst-als-Inhalt entgegenzuwirken und Handeln im Einklang mit den eigenen Werten zu fördern. Auf der elementarsten Ebene ist das Selbst-als-Kontext eben jener stabile, stets gegenwärtige Teil von Ihnen, der die vorübergehenden Gedanken, Emotionen, Erinnerungen und körperlichen Empfindungen dabei beobachtet, wie sie ins Bewusstsein strömen und wieder daraus verschwinden. Wenn man sich dieses Selbstempfinden zu eigen macht, so definiert sich das Selbst nicht *als* die Gedanken, Gefühle und körperlichen Empfindungen, die erlebt werden, sondern als die Person, die diese Erlebnisse *hat* oder *beachtet*. Aus behavioraler Sicht (Skinner, 1974) wird das *Selbst-als-Perspektive* im Lauf der Zeit als der eine stabile Reiz in einem Meer von vorübergehenden Reizen abstrahiert. Von früher Kindheit an werden wir Menschen mit Fragen wie „Was willst *du*?", „Wie fühlst *du* dich?", „Was denkst *du*?", „Was möchtest *du* essen?" und „Was möchtest *du* machen?" bombardiert. Darauf geben wir Antworten in der Art von: „*Mir* ist langweilig", „*Ich* bin müde" und „*Ich* habe Angst". Über viele Jahre und alle derartigen Fragen und Antworten hinweg bleibt dabei nur eine Gemeinsamkeit erhalten: Die Perspektive, aus der diese Fragen beantwortet werden, ist stets

---

5   Auch als „Kontext-Selbst" bekannt.

dieselbe. *Du* (beziehungsweise *ich*) wünschst, fühlst und denkst von Moment zu Moment eine große Vielzahl verschiedener Dinge, aber dabei bist immer *du* (beziehungsweise *ich*) derjenige, der wünscht, fühlt und denkt. Aus diesem Grund wurde das *Selbst* (behavioral ausgedrückt) traditionell als *Ort der Perspektive* definiert. Die RFT baut auf dieser Vorstellung auf, teilweise auch indem sie postuliert, dass die Übernahme eines Selbst-als-Kontext beinhaltet, das eigene „Selbst" oder „Ich" *hier* und *jetzt* (räumlich und zeitlich) in eine Beziehung zu erlebten oder wahrgenommenen Gedanken, Emotionen und Empfindungen im *Hier* und *Jetzt* zu setzen. Mit anderen Worten, die Übernahme des Kontext-Selbst umfasst die Erkenntnis, dass *ich, genau hier und genau jetzt* (aus dieser Perspektive) das Auftreten der korrespondierenden, jedoch nicht das Selbst definierenden emotionalen und kognitiven Ereignisse, die sich zwangsläufig *dort* und *dann* befinden, bemerke – hierbei ergibt sich die Zwangsläufigkeit aus dem einfachen Grund, dass die Ereignisse nicht gleichzeitig *bemerkt werden* und sich *dort, von wo sie bemerkt werden, befinden* können. Um Jon Kabat-Zinn (2005) zu zitieren: „Wo immer *du* hingehst, dort bist *du*", unabhängig davon, was *du* denkst, fühlst oder erinnerst. Wenn man nicht durch den Inhalt der eigenen Erlebnisse definiert wird, kann dies dazu führen, dass belastende Situationen und die mit ihnen einhergehenden verbalen Bewertungen weniger bedrohlich und weniger lähmend werden. So beginnen (beispielsweise) die literale „Schlechtheit" oder „Unzulänglichkeit", die verbal mit unseren Erlebnissen verbunden sind, mehr als Wörter *da draußen* zu erscheinen anstatt als das Selbst definierende Wahrheiten. Und belastende Emotionen beginnen mehr als eher vorübergehende Gefühle zu erscheinen, die nicht unumstößliche Eigenschaften des eigenen Charakters, sondern die Funktion gegenwärtiger Umstände sind.

Es sollte betont werden, dass innerhalb der ACT oder RFT nicht behauptet wird, dass das Selbst-als-Kontext (oder in diesem Zusammenhang auch Inhalt) in irgendeiner Weise dem entsprechen würde, was das Selbst aus einer ontologischen Perspektive „wirklich" ist. Vielmehr beschreiben diese beiden Begriffe zwei unterschiedliche Arten, das eigene Erleben verbal zu rahmen oder zu betrachten, und beide Arten werden in hohem Maße durch die verbale Lerngeschichte geformt. Während die Formung im Falle des Inhalts-Selbst zumeist eher explizit erfolgt, geschieht dies im Falle des Kontext-Selbst eher implizit. Die ACT zielt zum Teil darauf ab, seitens der Klienten eine Formung herbeizuführen, durch die sie sich dem Selbst-als-Kontext bewusster werden und die Fähigkeit entwickeln, sich dieses zu eigen zu machen. Somit wird das *Kontext-Selbst* eines Klienten nicht als irgendeine Version davon, „wer der Klient *wirklich* ist" im literalen Sinne betrachtet, sondern als eine Art Aussichtsplattform, auf die der Klient sich zurückziehen kann, um aus dem Selbst-als-Kontext heraus Defusion vorzunehmen und effektiver im Einklang mit den eigenen Werten zu handeln.

8. | Kontakt zum gegenwärtigen Augenblick

Alles Lernen findet im gegenwärtigen Augenblick statt. Da Lernen sich aus behavioraler Sicht nur um Verstärkung (Belohnung) und Bestrafung dreht, können wir diesen Satz auch folgendermaßen lesen: Wenn eine Konsequenz, wie ein potenzieller Verstärker- oder Strafreiz, auf ein Verhalten einwirkt, so geschieht dies *jetzt*. Damit die Konsequenz sich auf nachfolgendes Verhalten auswirken kann, muss sie tatsächlich als Verstärker- oder Strafreiz „registriert" werden (oder, präziser formuliert, als solcher fungieren). Mit anderen Worten, wenn man nicht genau auf die Konsequenzen des eigenen Verhaltens achtet, so kann einem entgehen, dass bestimmte Handlungen regelmäßig bestraft oder regelmäßig verstärkt werden – dass also manche Dinge, die man tut, im gegenwärtigen Augenblick effektiv sind, während andere Dinge ineffektiv sind. In der ACT wird davon ausgegangen, dass kein Lernen erfolgt, falls diese Konsequenzen nicht bemerkt werden. Ein Mensch in dieser Lage ist dazu verdammt, dieselben Fehler immer wieder zu begehen. Genauer auf den gegenwärtigen Augenblick zu achten, ist ein gutes Gegenmittel hierzu. Wenn man genauer beobachtet, wie effektiv oder ineffektiv man sich *im gegenwärtigen Augenblick* verhält, hat man eine viel bessere Ausgangsposition für eine Veränderung des eigenen Verhaltens und ist wahrscheinlich auch viel motivierter dazu.

Leider können unsere Gedanken uns nur allzu leicht vom gegenwärtigen Augenblick ablenken. Gedanken drehen sich um alles *außer* dem Jetzt. Sie konzentrieren sich auf Dinge wie Pläne, Träume oder Befürchtungen in Bezug auf die Zukunft oder auf das Erinnern, Gedenken oder Grübeln in Bezug auf die Vergangenheit. Selbst wenn wir ein gegenwärtiges Erlebnis oder ein wahrgenommenes Objekt kategorisieren oder einschätzen, muss die Kategorisierung / Einschätzung zwingenderweise direkt *nach* dem Erlebnis folgen und kann sogar eine Flut von Vergleichen nach sich ziehen, die uns weiter vom gegenwärtigen Augenblick wegführen. Stellen Sie sich beispielsweise einmal das Erlebnis vor, wie Sie achtsam über einen Parkplatz gehen und ihre Augen über einen brandneuen roten BMW-Sportwagen schweifen lassen. Auch wenn dies *im gegebenen Augenblick* ein reichhaltiges sinnliches Erlebnis sein kann, wird Ihr Verstand (höchstwahrscheinlich) sehr rasch damit beginnen, Kategorisierungen und Bewertungen hervorzubringen: „BMW", „Cabrio", „schönes Auto", „teuer". Und dann beginnt auch schon die vergleichende Reise durch die Erinnerungen (oder durch Gedanken an die Zukunft): „Der Wagen ist viel schöner als mein eigener", „Ich frage mich, wie es sich anfühlt, damit zu fahren", „Vielleicht eines Tages ...", „Der erinnert mich ein bisschen an das Auto, das mein Onkel mal hatte ..." und so weiter. Nun stellen Sie sich vor, sie hätten es während Ihrer kleinen kognitiven Reise geschafft, den großen Diesel-Pick-up nicht zu bemerken, der von hinten an Sie herangefahren ist und jetzt laut hupt, damit Sie ihm Platz machen. Den eigenen Gedanken zu viel Aufmerksamkeit zu widmen, kann einen mit sehr unangenehmen Resultaten konfrontieren, wenn man in das Hier und Jetzt zurückgekehrt ist.

Das soll keineswegs heißen, dass Denken nicht nützlich wäre. Tatsächlich haben unsere kognitiven Fähigkeiten zum Planen, Erinnern, Kategorisieren, Bewerten und Vergleichen uns als Spezies große Dienste erwiesen. Praktisch jede technologische Errungenschaft des Menschen (auch so simple wie Kleidung, Ackerbau und sichere Unterkunft) ist die direkte Folge von Sprache. Ihre Fähigkeit, zu denken, ist essentiell dafür, dass Sie Ihre Ausbildung abschließen, Ihre Karriere planen und durchlaufen und dieses Buch lesen können. Aber wie das Beispiel im vorigen Absatz hoffentlich verdeutlicht hat, kann man sich manchmal von seinen Gedanken davontragen lassen, während man zu anderen Zeiten besser handeln sollte – und Handeln im vollen Gewahrsein der im gegenwärtigen Augenblick stattfindenden Ereignisse ist definitiv ein Vorläufer von später erfolgenden effektiveren Handlungen.

Wie oben ausgeführt, kann ein Mangel an Kontakt zum gegenwärtigen Augenblick Probleme verursachen, die über das Verpassen von gegenwartszentrierten Lerngelegenheiten oder einfaches ineffektives Reagieren auf gegenwärtige Reize hinausgehen. Grübeln über eigenes Versagen oder schlimme Erfahrungen in der Vergangenheit können Gefühle von Traurigkeit, Schuld, Bedauern, Beschämung, Angst, Wut und eine Vielzahl anderer Emotionen hervorrufen, die nicht (oder nicht in dieser Intensität) aufträten, wenn man sich stärker auf den gegenwärtigen Augenblick konzentrieren würde. Sich über die Zukunft zu sorgen, kann ebenfalls ähnliche Emotionen hervorrufen. Die Beschäftigung mit belastenden Gedanken über Vergangenheit und Zukunft oder auch mit belastenden bewertenden Gedanken über die Gegenwart kann nicht nur das Leiden vermehren, sondern auch zu ineffektivem Handeln beitragen. Wenn man das Bedürfnis verspürt, die zunehmend aversiven Reize in Form solcher Gedanken und Gefühle auszuschalten oder zu vermindern, kann sich das eigene Verhalten sehr schnell nur noch *darum* drehen anstatt um effektives Reagieren auf die in jedem Augenblick gegenwärtigen wichtigen Dinge. Falls diese vergangenheits- und zukunftsorientierten Bemühungen um das Ausschalten oder Vermindern der genannten Gefühle und Gedanken zumindest in Teilen erfolgreich sind, so betrachtet man sie vielleicht als gut investierte Zeit. Aber wenn vergangene Ereignisse und zukünftige mögliche Geschehnisse (und die mit ihnen verbundenen Gedanken und Gefühle) nicht verändert werden können, fordern wiederholte Versuche. der Veränderung einen hohen Preis.

Inkonsistenter Kontakt mit dem gegenwärtigen Augenblick

Sofern Sie keiner der sprichwörtlichen meditierenden Mönche auf einem Berg sind, wäre es unrealistisch, zu erwarten, dass Sie über einen längeren Zeitraum konsistent und vollständig in Kontakt mit dem gegenwärtigen Augenblick bleiben. Menschen sind sprachliche Wesen und seit ihrer Geburt von Sprache durchdrungen. Bei dermaßen langen und tiefgreifenden Erfahrungen mit dem Sprachgebrauch und vor dem Hintergrund seiner vielen Vorteile wäre es unmöglich und nicht wünschenswert, ein Teil der modernen Gesellschaft zu sein und dauerhaft „das Plappern einzustellen". Kontakt mit dem gegenwärtigen Augenblick herzustellen, ist ein in hohem Maße intermittierendes Bestreben. Um sich dies zu vergegenwärtigen, versuchen Sie in den nächsten Minuten einmal das folgende kleine Experiment. Schließen Sie einfach die Augen und konzentrieren Sie Ihre Aufmerksamkeit auf den körperlichen Akt des Atmens. Wenn Gedanken oder andere Ablenkungen auftreten, nehmen Sie deren Anwesenheit zur Kenntnis, gestatten Sie ihnen, zu tun, was immer sie tun wollen, und führen Sie Ihre Aufmerksamkeit dann langsam zu Ihrem Atem zurück, so oft, wie es notwendig ist. Wenn Sie dies für etwa zwei Minuten getan haben, öffnen Sie die Augen und lesen Sie an dieser Stelle weiter.

Wenn es Ihnen so wie den meisten Menschen ergeht, werden Sie den einfachen Akt, sich auf die eigene Atmung zu konzentrieren, als unglaublich schwierig empfinden. In den zwei Minuten haben Sie höchstwahrscheinlich ein Dutzend Ablenkungen erlebt und wurden zumindest einige Male „von Ihren Gedanken fortgetragen", sodass Sie die Übung vorübergehend vergessen und im Geist eine Welt abstrakter Gedanken betreten haben. Tatsächlich ist diese Übung alles andere als einfach. In unserer schnelllebigen modernen Welt erfahren wir ständig Verstärkung dafür, „mit den Gedanken woanders" zu sein, zu planen, uns vorzubereiten, uns zu erinnern und in möglichst zweckdienlicher Weise von einer Aufgabe zur nächsten überzugehen. Unsere Schulen und unsere Arbeitsplätze belohnen uns für das Denken, nicht dafür, „im gegenwärtigen Augenblick zu sein", und die Benutzung moderner Geräte wie Computer, Fernseher, Videospiele und Smartphones erfordert ebenfalls gedanklichen Aufwand. Von jedem Verhalten (in diesem Fall, Denken), für das wir so häufig, über einen so langen Zeitraum und in so durchdringender Weise Verstärkung erfahren, kann man erwarten, dass es mit hoher Frequenz fortgesetzt wird.

Allerdings ist nicht alle Hoffnung verloren. Es scheint plausibel, dass sogar inkonsistenter Kontakt mit dem gegenwärtigen Augenblick – über das Ausmaß, in dem wir zu diesem Zeitpunkt der Gegenwart Aufmerksamkeit widmen, hinaus – uns einige wichtige Lektionen über die Unwirklichkeit des Denkens und die Reichhaltigkeit des direkten Erlebens lehren kann. Und Aufmerksamkeit scheint eine trainierbare Fähigkeit zu sein. Je mehr man übt, dem gegenwärtigen Augenblick Aufmerksamkeit zu widmen, desto besser wird man darin. Schließlich bleibt für die Zwecke der ACT auch noch zu sagen, dass die Aufgabe keineswegs darin besteht, konstant oder sogar konsistent auf den gegenwärtigen Augenblick konzentriert zu bleiben, sondern vielmehr darin, die Aufmerksamkeit konsistent dorthin *zurückzuführen*, wann immer sie in Momenten des Erlebens von Leiden abgelenkt wird.

9. | Werte

Hayes et al. (1999) schlugen ursprünglich die Definition von Werten als „verbal konstruierte global erwünschte Lebensergebnisse" vor (S. 206). Mit anderen Worten, Werte sind verbale Aussagen darüber, welche Lage der Dinge ein Individuum im Laufe seines Lebens wiederholt zu erleben wünscht. Diese Definition ist eine wichtige Leitlinie dafür, wie man sich Werte aus der Perspektive der ACT am nutzbringendsten vorstellen kann, auch wenn sie bis zu einem gewissen Grad herunterspielt, wie Werte in der ACT-Therapie operationalisiert werden. Aus praktischen Gründen betrachten ACT-Therapeuten Werte typischerweise als Prozessvariablen (Arten des Verhaltens) statt Ergebnisvariablen (erwünschte Lebensergebnisse). Wenn beispielsweise ein ACT-Klient angibt, enge und intime Beziehungen (eine Ergebnisvariable) zu schätzen, so hilft sein ACT-Therapeut ihm dabei, diejenigen Qualitäten zu klären, die im Kontext einer engen Beziehung zum Tragen kommen – Qualitäten oder Arten des Verhaltens, die der Klient unilateral in seine Beziehungen einbringen kann und die die Wahrscheinlichkeit für den Aufbau und die Aufrechterhaltung enger Beziehungen erhöhen. Der Grund für dieses Vorgehen ist, salopp ausgedrückt, dass man zwar die Konsequenzen für irgendein Verhalten letztlich „nicht in der Hand hat", aber jederzeit die Freiheit hat, sich unilateral auf eine vorher bestimmte Weise zu verhalten. Die Konzeptualisierung von Werten als Arten des Verhaltens ist für einen behavioral orientierten Therapeuten nutzbringender in Bezug auf den Versuch, eine Steigerung der Häufigkeit bestimmter Reaktionen bei einem Klienten zu formen.

Wertekonformes Leben: Eine Definition

Wilson und Murrell (2004) prägten eine progressive Redewendung in Bezug auf *Werte* (ein statisches Nomen, das eine Fokussierung auf Ergebnisse impliziert), indem sie betonten, dass das ultimative Ziel der ACT in einer Steigerung der Häufigkeit von Momenten liege, in denen wertekonformes Leben (was einen Fokus auf den Prozess, sich konsistent mit den eigenen Werten zu verhalten, impliziert) stattfindet. Aus unserer Perspektive kann man *wertekonformes Leben* (und somit auch die implizierten Werte) als Arten von Reaktionen beschreiben, die häufigeren Zugang zu relativ stabilen, langfristigen Quellen von nonverbaler und verbaler positiver Verstärkung ermöglichen. Dabei muss aus mehreren Gründen betont werden, dass *stabile* und *langfristige Quellen positiver Verstärkung* als Möglichkeit zur Definition von Werten auch angemessen sind. Zunächst einmal liegt der Definition offensichtlich die Annahme zugrunde, dass jede Gruppe von auf Werte bezogenen Konsequenzen (wie am Beispiel persönlicher Werte deutlich wird) per Definition aus Verstärkern bestehen muss, damit das zu ihrer Erreichung notwendige Verhalten instrumentellen Charakter behält. Allerdings nehmen kompetente ACT-Therapeuten große Anstrengungen auf sich, um wertegeleitetes Verhalten unter appetitive Kontrolle anstatt aversive Kontrolle zu stellen, da die unerwünschten Nebeneffekte aversiver Kontrolle in einer langen Reihe verhaltenswissenschaftlicher Analysen dokumentiert wurden (siehe beispielsweise Sidman, 2001). Mit anderen Worten, wertegeleitetes Verhalten dreht sich nicht um „müssen" und „sollen" (was das Entfliehen vor negativen Konsequenzen impliziert), sondern um „wollen" (was die Annäherung an positive Konsequenzen impliziert). Somit spiegeln Werte Quellen positiver Verstärkung wider, nicht Verstärkung an sich im weiteren Sinne.

Betrachtet man nur die Definitionen von Werten und wertekonformem Leben, die im vorangegangenen Absatz dargelegt wurden, so könnte man trefflicherweise spekulieren, dass Werte im Grunde nichts anderes sind als die Art von greifbaren Verstärkern und gerichteter Aufmerksamkeit, die auch durch ein einfaches Token-System (Belohnungsplan) erreicht werden könnten – dass das ACT-Konstrukt von Werten also dem elementaren behavioralen Ansatz der Verstärkung von erwünschten, angemessenen und effektiven Verhaltensweisen nichts hinzufügen würde. Wenn ACT-Therapeuten jedoch die Werteklärung mit ihren Klienten durchführen, so streben sie an, die Klienten bei der Identifikation von Möglichkeiten zu einem wertekonformen Leben, das ihnen ein gesteigertes Gefühl von Vitalität, Sinnerfülltheit und Zielgerichtetheit vermittelt, zu unterstützen. Wie man sich leicht erschließen kann, steht eine solch personalisierte Sicht von Werten im Kontrast zu in den westlichen Kulturen gängigen Vorstellungen von Werten als Vorschriften für gutes Verhalten, die von der dominanten Kultur weitergegeben und durchgesetzt werden. Zwar können die authentischen Werte eines Klienten durchaus eine Untergruppe vorherrschender kultureller Werte darstellen, aber der Therapeut sollte sehr genau darauf achten, dass vom Klienten benannte Werte diesem auch zu einem bedeutsamen Maß an Sinnerfülltheit, Vitalität und Zielgerichtetheit verhelfen. „Werte" ohne diese Eigenschaft beinhalten in der Regel Verhaltensweisen, von denen der Klient glaubt, sie an den Tag legen zu *müssen*, um Bestrafung in Form von Tadel, Spott, Enttäuschung etc. zu vermeiden. Anders formuliert, derartige „vorgeschriebene" Werte umfassen typischerweise Verhalten unter aversiver Kontrolle – und diese Einflüsse auf das Verhalten stehen in krassem Gegensatz zu den auf steigender positiver Verstärkung basierenden Einflüssen, die für einen ACT-Klienten erwünscht sind.

Der Gebrauch der Formulierung *wertekonformes Leben* im Gegensatz zur bloßen Nennung von *Werten* betont einen weiteren wichtigen Aspekt dieser allesamt wichtigen ACT-Komponenten. In manchen Fällen sind Verhaltensweisen, die den eigenen Werten langfristig dienlich sind, nicht angenehm. Ein Vater, der liebendes, fürsorgliches und unterstützendes Verhalten zu seinen Werten zählt, findet eben dieses Verhalten manchmal unangenehm – etwa während eines Streits mit seiner Tochter oder während einer Aktivität, die die Tochter mag, der Vater hingegen nicht. Die RFT sagt voraus, dass selbst zu diesen Zeiten entsprechende wertekonforme Verhaltensweisen unmittelbar verstärkt werden können, da sie sich mit einem gegebenen Wert in einer verbalen Äquivalenzklasse befinden. Mit anderen Worten, sobald in Bezug auf die allgemeinen Qualitäten einer Handlung, die zu den authentischen Werten des Klienten zählen – und in Bezug auf eine Vielzahl zuvor angenehmer und unangenehmer Verhaltensweisen, die diese Qualitäten umfassen –, Klarheit gewonnen wurde, können die unangenehmen Verhaltensweisen tatsächlich „intrinsisch" verstärkend werden, einfach weil sie verbal in Beziehung zu einer übergreifenden Klasse von Verhaltensweisen stehen, die Sinnerfülltheit, Zielgerichtetheit und Vitalität bringen. Der Vater im obigen Beispiel (bei dem es sich in Wirklichkeit um den Zweitautor dieses Buches handelt) empfindet die gelegentlichen Störungen seiner wochentäglichen Nachtruhe durch seine dreijährige Tochter alles andere als wünschenswert. Wenn dann jedoch das Zuhören und die intensive Beschäftigung mit der Tochter bei diesen Gelegenheiten als äquivalent zur Ausübung eines sehr verstärkenden, herzlichen elterlichen Wertes gerahmt sind, so können ihm RFT-basierte Prozesse dabei helfen, die Interaktion als verstärkend zu rahmen. Wenn ein Wert vollkommen „ausgearbeitet" ist und eine hinreichende Vielfalt der ihm beigeordneten Verhaltensweisen identifiziert wurde, so können sich die Empfindungen von Sinnerfülltheit, Zielgerichtetheit und Vitalität, die der Bevorzugung des Handelns im Einklang mit dem Wert zugrunde liegen, auf Aktivitäten ausdehnen, die zuvor unangenehm oder neutral gewesen sind.

Ein letzter Punkt verdient ebenfalls noch eine Erwähnung. Oft spielen Defusionsstrategien eine sehr wichtige Rolle dabei, Werte zu klären und ihnen das „Ich will" anstatt „Ich muss" zu erhalten. Sobald ein authentischer Wert geklärt wurde, kann es leicht passieren, dass er so gerahmt wird, dass man sich im Einklang mit ihm verhalten „muss". Wenn Fusion mit einem solchen Gedanken erfolgt, gerät Verhalten im Einklang mit den eigenen Werten unter aversive Kontrolle, und es ist nur noch wenig oder keine Freude involviert. Dann können Defusionsstrategien eingesetzt werden, um dem Klienten dabei zu helfen, Verhalten im Einklang mit den eigenen Werten nicht als von außen auferlegte Pflicht zu betrachten, sondern als freie Entscheidung, die der Klient in jedem Moment treffen kann. Negative Bewertungen, die auf eine in einem Moment getroffene Wahl, derlei Verhaltensweisen nicht auszuüben, folgen, können dann so betrachtet werden, wie jede andere verbale Bewertung – als bloße Wörter, nicht als Tatsachen. Vor dem Hintergrund der Überschneidung zwischen Werten und positiver Verstärkung und auch den Einschränkungen dieses Konzepts in den letzten Textabschnitten kann man Werte sehr gut folgendermaßen definieren: „Frei gewählte, verbal konstruierte Konsequenzen fortdauernder, dynamischer, sich entwickelnder Aktivitätsmuster, die prädominierende Verstärker für diese Aktivitäten, die in Bezug auf die Ausübung des wertekonformen Verhaltensmusters an sich intrinsisch sind, etablieren" (Wilson & DuFrene, 2009, S. 66). Mit anderen Worten, konsistent – auf eine zunehmende Vielzahl unterschiedlicher Weisen – im Einklang mit den eigenen Werten zu leben, führt in der Regel dazu, dem Prozess des Lebens selbst verstärkenden Charakter zu verleihen, selbst zu Zeiten, zu denen wertekonforme Ergebnisse im gegebenen Moment nicht erzielt werden können.

10. | Engagement

Die Klärung individueller Werte würde so gut wie nichts bedeuten, wenn man diese Werte nicht in Handlungen umsetzte. Aus Sicht der ACT bezieht sich der Begriff „Engagement" auf diverse unterschiedliche verhaltensbezogene Prozesse und Handlungen, und er berührt auch eine Reihe von Aspekten, die relevant für die Behandlung sind. Auf einer Ebene kann Engagement einfach bedeuten, sich in der Öffentlichkeit für einen bestimmten Wert oder das Verhalten im Einklang mit demselben zu engagieren, wobei die Absicht verfolgt wird, „aufrichtig zu bleiben", Unterstützung einzuholen und zu Erinnerungen an den Wert aufzufordern. Auf der grundlegendsten Ebene umfasst Engagement, sich tatsächlich im Einklang mit den eigenen Werten zu *verhalten*, nicht einfach nur zuzusichern, dies zu tun, oder sich mit diesem Verhalten einverstanden zu erklären. Wie in Kapitel 9 erörtert, kann in jedem gegebenen Moment jede beliebige Anzahl von Verhaltensweisen, die im Einklang mit einem Wert stehen, an den Tag gelegt werden. Engagement bedeutet, mehr von diesen Verhaltensweisen auszuführen und weniger von denen, die nicht im Einklang mit den eigenen Werten stehen. Auf einer eng damit zusammenhängenden Ebene kann Engagement beinhalten, die Bereitschaft zum Erleben der belastenden Gedanken und Emotionen, die im Zuge des Lebens im Einklang mit den eigenen Werten auftreten können, offen zu zeigen.

Auf einer anderen Ebene beinhaltet Engagement in der ACT das systematischere Planen des eigenen Verhaltens im Einklang mit den eigenen Werten. Da Werte sich auf langfristige Lebensarten beziehen, die oft progressiver Natur sind, ist Vorausplanung manchmal erforderlich, um das eigene Verhalten „in der Spur" zu halten. Ziele zu setzen, die im Einklang mit den eigenen Werten stehen, kann dabei helfen. In einigen Fällen können die Ziele relativ kurzfristig angelegt sein, etwa wenn ein Vater, der liebevolles und unterstützendes Verhalten gegenüber seinem Sohn zu den eigenen Werten zählt, sich das Ziel setzt, dem Sohn bei seinen samstäglichen Football-Spielen zuzusehen, oder wenn eine Frau, die eine enge, warmherzige und liebevolle Beziehung zu ihren Werten zählt, sich das Ziel setzt, drei Abende pro Woche allein mit ihrem Partner zu verbringen. In anderen Fällen sind die Ziele eher langfristig angelegt. Ein Abiturient beispielsweise, der eine Karriere, in der er kreativ sein, anderen helfen und zu einem wissenschaftlichen Gebiet beitragen kann, zu seinen Werten zählt, würde sich eher Ziele setzen müssen, die die Immatrikulation an Universitäten, das Erwerben eines Hochschulabschlusses und die anschließende Promotion involvieren. Gelegentlich kann der zielsetzungsbezogene Aspekt der ACT dem ähneln, was in der Verhaltensaktivierungskomponente der konventionellen KVT geschieht (siehe beispielsweise Kanter, Busch & Rusch, 2009): angenehme Aktivitäten zu identifizieren (oder im Falle der ACT, wertekonforme Aktivitäten und Verhaltensweisen) und diese dann zu „programmieren", indem man sich Ziele für ihre Vollendung setzt. Dabei sollte jedoch betont werden, dass Verhalten im Einklang mit den eigenen Werten oft nicht so formell „programmiert" wird. Vielmehr wird der ACT-Klient oft dabei unterstützt, eine Vielzahl von Wegen zu identifizieren, um einen gegebenen Wert zu „leben", sodass er die entsprechenden Verhaltensweisen an den Tag legen kann, wenn sich – was irgendwann zwangsläufig geschieht – eine Gelegenheit bietet.

Engagement kann auch bestimmte konkrete Handlungen beinhalten, deren Ausführung einen den eigenen Zielen näher bringt. Die entsprechenden Planungen können dann die Identifikation von Strategien umfassen, die für die Lösung jener Probleme hilfreich sind, denen man bei der Verfolgung von im Einklang mit den eigenen Werten stehenden Zielen wahrscheinlich begegnen wird. Oft beinhaltet dies auch ein Engagement in Bezug darauf, ACT-konsistente Achtsamkeitsstrategien einzusetzen, wenn beträchtliche kognitive und affektive Barrieren auftauchen. Gelegentlich ist Engagement in Bezug auf die Verwendung eher konkreter Problemlösestrategien angezeigt. Ein alleinstehender Mann, der zu seinen Werten zählt, ein liebevoller, unterstützender, ehrlicher, warmherziger Partner in Liebesbeziehungen zu sein, würde vielleicht Strategien identifizieren und sich in ihnen engagieren müssen, die ihn häufiger in Kontakt mit kompatiblen Partnern bringen, wie etwa ehrenamtliche Arbeit in der Gemeinde oder ein Volkshochschulkurs zu einem interessanten Thema. Alternativ dazu könnte es für denselben Mann auch erforderlich sein, Engagement darin zu zeigen, alle Fertigkeitsdefizite oder -übersteigerungen, die in inakzeptabler Weise mit seinen Bestrebungen interferieren, zu beseitigen.

Eine letzte Gruppe von Aspekten, die für Engagement relevant sind und im Verlauf der ACT auftreten, sind an dieser Stelle der Erwähnung wert. In der ACT wird Engagement als freie Entscheidung im gegebenen Moment angesehen. Klienten, die von der Tragweite der Verpflichtung zum Handeln im Einklang mit den eigenen Werten überwältigt werden, kann man daran erinnern, dass die Vorstellung eines Wertes als überwältigende und nie endende Verpflichtung ein bloßer Gedanke ist. Was letztlich bleibt, ist eine Situation, in der der Klient Klarheit über die für ihn wichtigen Lebensweisen gewonnen hat und sich in jedem Moment dafür entscheiden kann, sich im Einklang mit einem gegebenen Wert zu verhalten. In diesem Zusammenhang muss erwähnt werden, dass es früher oder später auch einmal vorkommt, dass der Versuch, im Einklang mit einem Wert zu handeln, fehlschlägt oder dass in hohem Maße mit einem Wert inkonsistentes Verhalten auftritt. In solchen Fällen ist es nicht ungewöhnlich, dass der Klient sich so verhält, als ob „das Spiel vorbei" wäre – als ob der Wert unwiederbringlich verloren sei und nicht zurückgebracht werden könne. Und dann bleibt die Agenda dieselbe: Der nächste Moment ist wieder eine Gelegenheit, zu entscheiden, ob man sich im Einklang mit diesem Wert verhält oder nicht, je nachdem, was der Situation am angemessensten ist. Metaphorisch gesprochen sind diese Gelegenheiten wie der Sturz von einem Fahrrad, nach dem man sich entscheiden kann, ob man wieder aufsteigt und weiterfährt oder nicht. Aus dieser Perspektive werden Werte – und Engagement – als hilfreiche, aber unverbindliche Richtlinien für ein lebenswertes Leben angesehen und nicht als unterdrückende, vorschreibende Ideale, die man erfüllen *muss*.

11. | Achtsamkeit und Verhaltens- veränderung: Verbesserung der psychischen Flexibilität

Obwohl sich alle sechs Kernprozesse der ACT überlappen, kombiniert man sie in jüngerer Zeit zu *Prozessen des Achtsamkeit und der Akzeptanz* und *Prozessen der Veränderung von Engagement und Verhalten* und geht davon aus, dass diese zusammenwirken, um die psychische Flexibilität zu verbessern (siehe beispielsweise Hayes, Strosahl, Bunting, Twohig & Wilson, 2004b). Der Hintergrund dieser Art, die einzelnen Komponenten zu kombinieren, ist es wert, hier erörtert zu werden.

Prozesse der Achtsamkeit und der Akzeptanz

Die Prozesse der Achtsamkeit und der Akzeptanz umfassen *Kontakt mit dem gegenwärtigen Augenblick, Selbst-als-Kontext, Akzeptanz und kognitive Defusion*. Eine eingehende Diskussion der Frage, weshalb das Etikett „Achtsamkeit" zu diesen vier Prozessen passt, findet sich bei Fletcher und Hayes (2005). Wir konzentrieren uns im Folgenden auf einige der erheblichen Überschneidungen zwischen diesen vier nicht getrennten Prozessen.

Kognitive Defusion und Selbst-als-Kontext

Defusionstechniken scheinen sehr oft ein kontextuelles Selbstempfinden zu vermitteln. Wenn die Konventionen der normalen Sprache in einem solchen Ausmaß verletzt werden, dass Gedanken beginnen, ihre Bedeutung zu verlieren, werden die Gedanken im Grunde zum Gegenstand einer Analyse – Gedanken *da draußen*, die man *von hier* aus bemerkt. Dies steht in scharfem Kontrast zum inhaltlichen Selbstempfinden, das auftritt, wenn selbstbewertende Gedanken in literaler Weise aufgefasst werden. Im letztgenannten Fall werden Gedanken typischerweise nicht als Gedanken erlebt, sondern als einfache Widerspiegelungen einer unumstößlichen Realität. Wird die Literalität, die dem inhaltlichen Selbstempfinden inhärent ist, dann aufgebrochen, so rücken diese Gedanken in ein neues Licht. Sie erscheinen nur noch als Wörter, *die man betrachtet,* und zwar von einem Ort aus, an dem sie das Selbst nicht definieren, sondern lediglich kleine Stücke „verbalen Verhaltens", die man an den Tag legt und beobachtet. Metaphorisch gesprochen ist der Übergang vom *Selbst-als-Inhalt* zum *Selbst-als-Kontext* so, als ob man sich in einem sehr mitreißenden und realistischen DVD-Film verlieren würde, bis man eine Defusion vornimmt und zum Kontext-Selbst wechselt, sobald man das Making-of ansieht, das all die technischen Tricks zeigt, durch die der fiktionale Film so unglaublich real wirkte. Somit kann man sagen, dass spezifische kontextbezogene Strategien zwar oft anders aussehen als spezifische Defusionsstrategien (siehe Kapitel 22, 23 und 25 für Beispiele), es aber dennoch scheint, dass das Erleben der Defusion eigener Gedanken und die Übernahme eines Selbst-als-Kontext sehr oft gemeinsam auftreten.

Kontakt mit dem gegenwärtigen Augenblick und Selbst-als-Kontext

Wie in Kapitel 6 erörtert, dienen Defusionstechniken dazu, auf dem Weg einer Veränderung zentraler Aspekte des Kontextes, in dem Sprache (oder Denken) erlebt wird, die gewöhnlichen Funktionen der Sprache (also die „Bedeutung" von Wörtern und ihre Auswirkungen auf nachfolgendes Verhalten) zu unterbrechen. Und wie wir oben ausgeführt haben, besteht ein allgegenwärtiger Aspekt von Gedanken darin, dass sie sich auf die Vergangenheit oder die Zukunft konzentrieren. Die Konzentration auf die Gegenwart steht offensichtlich im Widerstreit mit dieser Konzentration auf Vergangenheit / Zukunft, und dieser Aspekt der Gegenwartsbezogenheit scheint der Defusion zu dienen.

Es gibt noch einen zweiten Grund (im Zusammenhang mit einem differenziellen Fokus auf formalen versus abstrakten Reizeigenschaften im Übergang zwischen Gegenwartsbezogenheit und Denken), aus dem Kontakt mit dem gegenwärtigen Augenblick der Defusion dienen könnte. Um diesen Grund zu verstehen, müssen wir jedoch zunächst einige Begrifflichkeiten erläutern. Wilson, Hayes, Gregg und Zettle (2001, S. 219–222) haben neben anderen Autoren vorgeschlagen, dass bewertende Sprache den Kern von psychischem Leiden und Psychopathologie bildet. Mit anderen Worten, unsere verbale Fähigkeit zur Benennung von Dingen und Aspekten unserer Erfahrung als gut oder schlecht, erwünscht oder unerwünscht, wertvoll oder wertlos, verzeihlich oder unverzeihlich (und so fort) ist eines der zentralen Dinge, die uns dazu führen, uns wegen uns selbst, unserem Potenzial und der Welt um uns herum schlecht zu fühlen. Im jetzigen Kontext ist das Wichtigste hieran, dass sich keiner der bewertenden Begriffe auf *formale Reizeigenschaften* bezieht. Formale Reizeigenschaften beziehen sich auf Reize, die man direkt mit einem der fünf Sinne erfassen kann – also Reize, die man sehen, berühren, schmecken, riechen oder hören kann. „Gut" oder „schlecht" beispielsweise ist keine formale Eigenschaft einer Person oder Sache. Vielmehr repräsentieren derartige Bewertungen zumindest ein Stück weit eine teilweise Konvergenz subjektiver sozialer Ansichten über die relative Nützlichkeit oder Erwünschtheit einer Person oder Sache. Wenn ein „roter Apfel" auf jedem Tisch liegen würde, wären alle deutschen Muttersprachler im Raum sich sofort einig über seine formalen Eigenschaften, seine rote Farbe, seine runde Form, seinen braunen Stiel etc. All diese Reizeigenschaften kann man direkt mit den Sinnen erfassen. Sie sind gewissermaßen dem Apfel inhärente Eigenschaften – sie sind „ein Teil von" oder „in" dem Apfel. Wenn der Apfel dann als „schlechter Apfel" bezeichnet würde, so würde die Bewertung sich von direkt mit den Sinnen erfassbaren Reizeigenschaften auf solche verlagern, die subjektiv und nicht direkt erfassbar sind. Manche, die rote Äpfel bevorzugen, würden widersprechen; andere, die rote Äpfel nicht mögen, würden zustimmen. Die Leute mögen unterschiedliche Dinge an einem Apfel (Knackigkeit, Saftigkeit, Süße, Säure) und stimmen der Bewertung zu oder widersprechen ihr, je nach ihren persönlichen Präferenzen. Aber hoffentlich würden alle nach einigem Nachdenken der Aussage zustimmen, dass „gut" oder „schlecht" keine formalen Eigenschaften eines Apfels sind, sondern eine subjektive Bewertung (geteilt oder nicht), die einem Apfel von einem Menschen, basierend auf seinen persönlichen Vorlieben, *zugeschrieben* wird. Bewertende Begriffe wie „gut" oder „schlecht" sind *abstrakt*, da sie nicht die sensorischen Qualitäten eines Objekts widerspiegeln, sondern stattdessen eher subjektive, aber im Allgemeinen sozial einvernehmliche Bewertungen darstellen, die Präferenzen, Nützlichkeit und / oder Erwünschtheit involvieren.

Nun, da wir die Unterscheidung zwischen formalen und abstrakten Reizeigenschaften erörtert haben, können wir einen zweiten Grund für die Möglichkeit, weshalb Kontakt mit dem gegenwärtigen Augenblick der Defusion dienen kann, diskutieren. Wer schon ein wenig mit Meditation oder Achtsamkeitsübungen experimentiert hat, weiß, dass das, was einem in der Gegenwart begegnet, formale Reizeigenschaften hat. Während einer Achtsamkeitsübung werden die Gedanken kommen und gehen, aber sensorische Erlebnisse stehen fast immer im Zentrum der Aufmerksamkeit. Befindet man sich im Kontakt mit dem gegenwärtigen Augenblick, könnte man sich auf das sensorische Erlebnis konzentrieren, das mit dem Atmen einhergeht, auf die körperlichen Empfindungen in den Beinen und Füßen beim Gehen oder auch auf die Anblicke, Geräusche, Geschmäcke, Gerüche oder Tastempfindungen, die einem begegnen. Reiner Kontakt mit dem gegenwärtigen Augenblick beinhaltet die Konzentration auf formale Reizeigenschaften. Im Gegensatz dazu schwimmen wir gewissermaßen in einer See der Abstraktion, wenn wir uns in der Welt von Gedanken und Ideen befinden. Jenseits der wenigen Begriffe, die lediglich diverse physikalische Objekte, Menschen oder Handlungen beschreiben (wie Stuhl, Buch, Mutter, fliegen, rennen), ruft fast jedes Wort in unserem Wortschatz relativ abstrakte Konzepte wach, die nicht direkt wahrnehmbar sind. Und selbst wenn wir von einem einfachen, formal beschreibenden Wort ausgehen, beginnen wir sehr rasch an eine Vielzahl anderer verwandter Wörter zu denken (bewertend und darüber hinaus), die sich weit von den physikalischen Eigenschaften entfernen, welche wir noch Momente zuvor erlebt haben (siehe Hayes et al., 2001c, S. 35–39, für eine Übersicht über andere, nicht bewertende, abstrakte Arten des Denkens). Das bedeutet, ein fast allgegenwärtiges kontextuelles Merkmal des „normalen Sprachgebrauchs" ist seine Fokussierung auf abstraktes Denken. Gesteigerter Kontakt mit dem gegenwärtigen Augenblick, mit seiner Konzentration auf formale Reizeigenschaften, sollte diese Konzentration auf abstrakte Reizeigenschaften verdrängen und eine relative (wenngleich nur zeitweilige oder unvollständige) Freiheit von dem, wozu unsere Gedanken uns oft „drängen", ermöglichen.

Akzeptanz und die drei anderen Achtsamkeitsprozesse

Aus Sicht der ACT erfordert die Akzeptanz eines nicht unbeträchtlichen Ausmaßes an psychischem Leiden oft (wenn nicht immer) die anderen drei Achtsamkeitsprozesse. Zumindest muss man, da Akzeptanz die Bereitschaft voraussetzt, die *genau jetzt* erlebten Dinge hinzunehmen, wenigstens gelegentlich in Kontakt mit dem gegenwärtigen Augenblick treten, um die aktuellen Erlebnisse zu akzeptieren. Die Verbindung zwischen Akzeptanz und den beiden verbleibenden Achtsamkeitsprozessen ist hingegen vielleicht etwas weniger offensichtlich. Akzeptanz beinhaltet, willentlich die eigenen „gegenwärtigen Erlebnisse so hinzunehmen, wie sie sind, nicht wie [der eigene] Verstand sagt, dass sie sind" (Forsyth & Eifert, 2007, S. 158). Dies impliziert, dass man oft Defusion von verbalen Bewertungen der eigenen Erlebnisse vornehmen muss, um sie in vollem Umfang akzeptieren zu können. Da Defusion und Selbst-als-Kontext fast immer gemeinsam operieren, sind oft beide Prozesse notwendig, um vollkommene Akzeptanz zu ermöglichen. „Achtsamkeit" – ein uralter Begriff mit vielfältigen Definitionen – kann man sich gut als die Vereinigung von Akzeptanz, Kontakt mit dem gegenwärtigen Augenblick, Selbst-als-Kontext und kognitiver Defusion vorstellen.

Commitment und Verhaltensveränderungsprozesse

Die ACT ist im Kern ein behavioraler (allerdings ein moderner behavioraler) Behandlungsansatz. Aus diesem Grund besteht das primäre Ziel in der Verhaltensveränderung. Nachdem Sie Kapitel 9 und 10 gelesen haben, sollte klar sein, wie die Komponenten von Engagement und Werten zusammenwirken, um dieses Ziel zu erreichen. Werte setzen die individuellen Parameter für spezifische Verhaltensveränderungen, die mit einem Leben in größerer Sinnerfülltheit, Zielgerichtetheit und Vitalität in Verbindung stehen. Nicht erzwungenes Commitment und Wiederherstellung des Commitments, die entsprechenden Verhaltensweisen an den Tag zu legen, helfen dabei, diese Verhaltensveränderungen zu ermöglichen. Achtsamkeit und Akzeptanz unterstützen einen beim „Durchbrechen" (oder, um es vielleicht etwas angemessener zu formulieren, beim Transformieren) der kognitiven und emotionalen Barrieren, die einer zunehmend wertegeleiteten Lebensführung im Weg stehen.

Psychische Flexibilität

Alle sechs Kernprozesse der ACT wirken zusammen, um die *psychische Flexibilität* zu verbessern, die technisch definiert wird als „die Fähigkeit zur umfassenderen Kontaktaufnahme, wenn dies im Dienste gewählter Werte geschieht" (Hayes et al., 2004b, S. 5). Das gesamte „Hexaflex-Modell" ist in Abbildung 11.1 dargestellt. Dieselben Autoren liefern ebenda

(S. 12–13) eine tiefer gehende operationale Definition psychischer Flexibilität als:

... eine Antwort [mit „Ja"] auf diese Frage, die alle sechs ACT-Prozesse beinhaltet:

■ Ausgehend von der Unterscheidung zwischen Ihnen als bewusst erlebendes menschliches Wesen und dem psychischen Inhalt, der Ihnen Probleme bereitet (Selbst-als-Kontext) ...
■ sind Sie bereit, diesen Inhalt vollkommen und ohne Widerstand zu erfahren (Akzeptanz) ...
■ und zwar als das, was er ist, und nicht, was er angeblich sein soll (Defusion), UND ...
■ zu tun, was Sie in diese Richtung führt (engagiertes Handeln) ...
■ hin zu Ihren gewählten Werten (Werte) ...
■ zu dieser Zeit und in dieser Situation (Kontakt mit dem gegenwärtigen Augenblick)?

Diese zusammenfassende Definition der Ziele der ACT liefert eine Sichtweise der psychischen Gesundheit, die sich substantiell von der in den meisten Modellen der Psychotherapie unterscheidet. Aus der Sicht der ACT beinhaltet eine Steigerung der psychischen Gesundheit eine Steigerung der psychischen Flexibilität – und nicht notwendigerweise die Abwesenheit psychopathologischer Symptome. Verminderte psychische Gesundheit beinhaltet psychische Inflexibilität, „die Unfähigkeit, Verhalten im Sinne langfristiger wertekonformer Ziele beizubehalten oder zu ändern" (Hayes et al., 2006, S. 6).

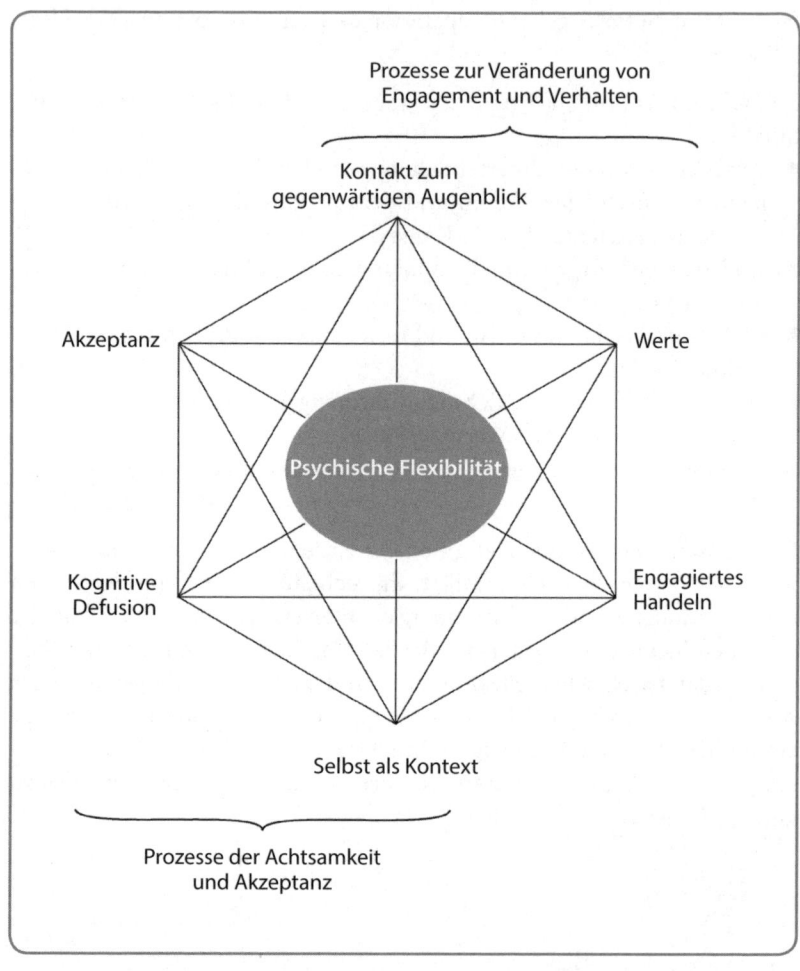

Abbildung 11.1: Hexaflex-Modell mit den sechs Kernprozessen der ACT

12. | ACT und KVT: Unterschiedliche theoretische Annahmen

Auch wenn es bereits im Hinblick auf die verwendeten Techniken und Strategien Unterschiede zwischen der ACT und der konventionellen KVT gibt, zeigen sich die tiefgreifendsten Unterschiede vermutlich in den Annahmen, die jedes der beiden Behandlungsmodelle in Bezug auf die Natur von Gedanken und Emotionen, den Zweck der Psychotherapie und die wünschenswerte therapeutische Haltung gegenüber dem Klienten zugrunde legt.

Annahme 1: Gedanken und / oder Gefühle müssen sich verändern, damit das offene Verhalten sich ändern kann

Ein zentrales Konzept in kognitiven oder kognitiv-behavioralen Modellen der Psychotherapie ist die Vorstellung, dass maladaptive Gedanken (oder in manchen Fällen auch Gedanken oder belastende Emotionen, je nach dem spezifischen Modell) sich in der Regel ändern müssen, bevor eine Veränderung im offenen Verhalten erwartet werden kann (siehe beispielsweise Beck, 1991). Diese Annahme ist in praktisch jeder Phase der KVT klar erkennbar. Zu Beginn der Behandlung werden Therapieziele gesetzt. In Fällen, in denen die Ziele mehr beinhalten, als sich einfach besser zu fühlen oder anders zu denken (etwa, wenn ein Klient mit einer Angststörung sich Ziele setzt, die beinhalten, eine öffentliche Rede zu halten oder regelmäßig an öffentlichen Auftritten seiner Tochter teilzunehmen), kommt eine Vielzahl von Techniken zur kognitiven Umstrukturierung zum Einsatz, um die betreffenden maladaptiven Gedanken zu korrigieren, und es werden passende Expositionsgelegenheiten arrangiert, um das Ausmaß der Angst zu reduzieren.

Die ACT legt eine andere Annahme zugrunde, laut der Gedanken und Gefühle nicht verändert werden müssen, damit sich das offene Verhalten verändern kann. Natürlich geht man keineswegs davon aus, dass eine Veränderung auch ohne aktives Zutun zu bewerkstelligen wäre. Im Zustand kognitiver Fusion werden bewertende und vorschreibende Gedanken höchstwahrscheinlich entsprechende Handlungen nach sich ziehen, und ein relativ hohes Maß an emotionalem Leiden wird vermutlich zu Erlebensvermeidung führen. Daher nutzt die ACT achtsamkeitsbasierte Prozesse, um Klienten dabei zu helfen, Gedanken und Gefühle als Erlebnisse zu betrachten, die man zur Kenntnis nehmen und willentlich zulassen kann, anstatt als konkrete Barrieren, die effektivem Handeln im Weg stehen.

Annahme 2: Wenn eine Veränderung des Denkens andere Formen der Verhaltensveränderung fördern kann, sind logische / rationale Veränderungsstrategien die beste Wahl

Konventionelle, kognitiv orientierte Modelle der Psychotherapie basieren weiterhin auf der Annahme, dass Strategien, die dafür entwickelt wurden, den Klienten bei logischerem und rationalerem Denken in Bezug auf das eigene Erleben zu unterstützen, am besten geeignet sind, um die belastenden Gedanken zu verändern und bedeutsame Veränderungen im emotionalen Erleben und offenen Verhalten herbeizuführen. Leider steht der überzeugende Beweis für die Annahme, dass Techniken zur kognitiven Umstrukturierung positive klinische Verläufe erfolgreich mediieren können, noch aus (Longmore & Worrell, 2007). Die Arten von lange bestehendem, emotionsgeladenem Denken, die bei infolge der damit verbundenen Belastung zur Psychotherapie vorstellig werdenden Klienten häufig vorkommen, sind in vielen Fällen resistent gegen die Arten von logischen / rationalen Veränderungsstrategien, die in der kognitiven Umstrukturierung eingesetzt werden.

Einige Aspekte des ACT-Modells scheinen eine Veränderung im Denken herbeizuführen, auch wenn es sich bei den in der ACT verwendeten Strategien nicht um rationale / logische Veränderungsstrategien handelt. Die ACT greift auf Metaphern zurück, um den Klienten dabei zu unterstützen, eine alternative Sichtweise seines Erlebens in Betracht zu ziehen. Derartige Metaphern beinhalten einen relativ losen, nicht literalen Vergleich zwischen dem Erleben des Klienten und einer zuvor nicht damit verbundenen Reihe von Handlungen, der den Klienten dabei unterstützen soll, in eher ACT-konformer Weise über sein Erleben zu denken und mit diesem umzugehen. Zu den sonstigen ACT-Strategien, die – zumindest in Teilen – von einer Veränderung des Denkens profitieren können, zählen auch (1) die Werteklärung, bei der das Verhalten eines Klienten so geformt wird, dass dieser spezifischer und umfassender darüber nachdenken kann, welche Lebens- und Verhaltensweisen ihm zu mehr Vitalität verhelfen, und (2) Strategien zum Aufbau des Selbst-als-Kontext, die das Verhalten eines Klienten dahingehend formen, dass dieser sich ein Selbstempfinden zu eigen macht, welches sich vom Inhalt seiner Gedanken und Gefühle abgrenzt. In beiden Fällen wird das direkte Erleben des Klienten herausgestellt, bevor und während potenzielle Veränderungen im Denken stattfinden, wie in den entsprechenden Kapiteln in diesem Buch noch deutlich werden wird.

Annahme 3: Das Hauptziel der Psychotherapie ist die Symptomreduzierung

Die Reduzierung der Häufigkeit und Intensität unerwünschter Gefühle und Gedanken ist ein Hauptziel der KVT. Ein ACT-Therapeut hingegen würde seinen Schwerpunkt darauf setzen, den Klienten von dieser Agenda des „Sich-besser-Fühlens" und „Andersdenkens" wegzubringen. Die gesamte Phase der kreativen Hoffnungslosigkeit in der ACT dient diesem Zweck (siehe Kapitel 18), und diese Botschaft wird auch im Laufe der Behandlung diverse Male zum Ausdruck gebracht. Bei der Anwendung des ACT-Modells besteht das erwünschte Ergebnis darin, dass der Klient ein effektiveres, konstruktiveres und konsistenteres Leben im Einklang mit den eigenen Werten führt, selbst wenn ein beliebiges Maß an potenziellem psychischem Leiden vorhanden ist. Ironischerweise sinkt das Ausmaß des Leidens typischerweise, sobald der Klient seine Kontrollagenda aufgegeben hat und beim Streben nach einem wertekonformen Leben erfolgreicher ist. Der Unterschied im Prozess (sich besser fühlen durch den Versuch, sich besser zu fühlen, versus sich besser fühlen und ein vitaleres und sinnerfüllteres Leben führen, indem man den Versuch, sich besser zu fühlen, aufgibt) ist daher nach wie vor ein entscheidender Unterschied zwischen der ACT und einer KVT.

Annahme 4: Der bevorzugte zeitliche Fokus liegt in der Sitzung

Der zeitliche Hauptfokus liegt in den meisten KVT-Sitzungen (also etwa solchen, die keine Exposition in vivo beinhalten) darauf, Aktivitäten oder Erlebnisse außerhalb der Sitzung zu planen (siehe beispielsweise Wright, Basco & Thase, 2006, S. 78–79).

Das ACT-Modell hat einen anderen zeitlichen Fokus. Eine typische ACT-Sitzung beinhaltet die meiste Zeit über einen „Hier-und-jetzt"-Fokus auf Gedanken, Gefühle und andere Aspekte des Erlebens. Dieser wird in vielen Fällen durch die Diskussion von Ereignissen außerhalb der Sitzung (*„dort und dann"*) ausgelöst, wobei sich der Fokus dann zu den *jetzt* auftretenden Gedanken und Gefühlen verlagert, wenn der Klient über das Ereignis, das außerhalb der Sitzung stattgefunden hat, nachdenkt. Anschließend kann jede beliebige Technik zur Herbeiführung von Defusion, Akzeptanz oder anderen Kernprozessen der ACT auf *diese* Gedanken und Gefühle angewendet werden. Aus der Perspektive der ACT muss der Klient lernen, ACT-Strategien in dem Augenblick einzusetzen, in dem neue Gedanken und Gefühle auftreten – und aus ebendiesem Grund werden diese Strategien auch am besten im gegenwärtigen Augenblick gelehrt, in dem sie auf Gedanken und Gefühle angewendet werden, die *jetzt* auftreten (selbst wenn diese Gedanken und Gefühle eine Reaktion auf etwas sind, was *dann* geschah).

13. | ACT und KVT: Strategische und technische Unterschiede

Zusätzlich zu den im letzten Kapitel erörterten Unterschieden in Bezug auf die Annahmen, die ACT und konventionelle KVT jeweils zugrunde legen, kommen in beiden Therapieformen auch oft jeweils andere Behand-lungsstrategien zum Einsatz, oder ähnliche Strategien werden mit anderer Absicht eingesetzt. Viele dieser Unterschiede stechen beim Lesen der Beschreibungen der sechs Kernprozesse der ACT sofort ins Auge, aber einige verdienen eine Erörterung.

Exposition

Eine Reihe von zentralen Behandlungsstrategien, die in der KVT zum Einsatz kommen, werden auch in der ACT verwendet, allerdings typischerweise mit anderem Zweck oder in anderer Form. Die Exposition, eine zentrale behavioral-therapeutische Komponente, die in der Verhaltenstherapie (VT) wie auch in der KVT bei der Behandlung von Angststörungen zum Einsatz kommt, findet auch in der ACT häufig Anwendung. Während der Zweck der Exposition in VT und KVT jedoch darin besteht, das Ausmaß der Angst zu reduzieren, dient dieses Verfahren in der ACT dazu, eine gesteigerte Fähigkeit zum willentlichen Erleben von Angst (aus einer Position von relativer Defusion und Kontext-Selbst heraus) auf Seiten des Klienten zu formen, die zum Einsatz kommt, wenn die Angst droht, wertegeleitetes Handeln zu blockieren. Derartige „Exposition" wird auch mit jeder anderen aversiven Emotion praktiziert, die der Klient möglicherweise erlebt. Schließlich bleibt zu sagen, dass Exposition aus konventioneller behavioraler Perspektive heraus typischerweise als klassische Extinktion angesehen wird (bei der der Klient wiederholt angstauslösenden konditionierten Reizen ausgesetzt wird, um die konditionierte Reaktion abzuschwächen), wohingegen man sie aus der Sicht der ACT / RFT alternativ dazu als willentliches (also akzeptierendes) Erleben aversiver Emotionen (mit einem inhaltlichen Selbstempfinden und aus einer Position von relativer Defusion heraus) betrachten kann. Fügt man noch gesteigerten Kontakt mit dem gegenwärtigen Augenblick hinzu (von dem man annimmt, dass er die anderen drei Eckpfeiler der ACT-Version von Achtsamkeit fördert), wird Exposition ein Prozess, der vertretbarerweise auf jede Emotion oder jedes Erleben angewendet werden kann.

Verhaltensaktivierung

Verhaltensaktivierung wird in der VT, KVT und der ACT verwendet, aber jeweils zu einem anderen Zweck, in anderer Form und für ein breiteres Spektrum an Zielen. Sie dient traditionellerweise der Behandlung von Depressionen, oder genauer gesagt, als Weg zur Linderung von Depressionen durch vermehrtes Engagement in Bezug auf positiv verstärkende Aktivitäten (aus einer reinen VT- oder sogar KVT-Perspektive heraus können diese beiden Faktoren als parallele Ziele betrachtet werden anstatt als zwei im Rahmen eines Prozesses miteinander verflochtene Dinge → Ergebnisorientierung). Verhaltensaktivierung umfasst in VT und KVT typischerweise, dass der Klient eine Reihe „angenehmer Ereignisse" oder erwünschter Aktivitäten identifiziert, woraufhin zunehmend größere Schritte programmiert werden, die konsistenteren und schließlich robusteren Zugang zu diesen Ereignissen und Aktivitäten verschaffen. Aus der Sicht der ACT hingegen umfasst Verhaltensaktivierung die Klärung von Werten, Handlungen und Zielen, die im Einklang mit diesen Werten stehen, woraufhin zunehmend größere Schritte programmiert werden, die konsistentere und schließlich robustere Demonstrationen dieser Werte beinhalten. Außerdem würde eine solche Strategie in der ACT nicht nur zur Behandlung von Depressionen eingesetzt werden, sondern bei jeder Emotion und den mit ihr einhergehenden Gedanken, die offenkundig wertekonforme Aktivitäten verhindern. Das Ergebnis dieses Vorgehens, sofern es erfolgreich endet, ist eine Form der Verhaltensaktivierung, die man als Bewegung in Richtung auf Werte, die letztlich mehr Sinnerfülltheit und Vitalität mit sich bringen, bezeichnen kann (wobei die Bewegung ebenfalls im Einklang mit diesen Werten erfolgt). Interessanterweise wurden einige derzeit in der VT/KVT aktuelle Formen der Verhaltensaktivierung (siehe beispielsweise Kanter, Busch & Rusch, 2009) erkennbar von der ACT beeinflusst und konzentrieren sich nun expliziter darauf, Klienten dabei zu helfen, häufiger wertekonsistentes Verhalten an den Tag zu legen, anstatt lediglich angenehmere Ereignisse zu suchen.

Fertigkeitstraining

Wie auch in der KVT können in der ACT diverse Formen von Fertigkeitstraining und eher didaktischen Instruktionen in die Behandlung eingebunden werden. Aus der Sicht der ACT müssen alle relevanten Blockaden, die einer effektiven und konsistenten Bewegung in Richtung auf Werte im Wege stehen, beseitigt werden. Derartige Barrieren sind in aller Regel schwierige Gedanken, Emotionen und andere Erlebnisse, die dann willentlich erlebt werden müssen, wenn sie im Verlauf eines wertekonformen Lebens auftreten. Fertigkeitsdefizite, die nicht der Erlebensvermeidung in Bezug auf Kommunikation, Problemlösen, Identifizieren von Emotionen und Entwickeln von Empathie, andere soziale Fertigkeiten, den Erwerb von effektiveren Fertigkeiten für das Alltagsleben oder das Wissen, wann und wo für eine praktikable und wertekonforme berufliche Laufbahn instrumentelle Fertigkeiten erworben werden können, zuzuschreiben sind, müssen im Laufe der ACT angegangen werden, damit die Therapie letztlich von Erfolg gekrönt wird. Es ist allerdings nicht ungewöhnlich, dass offenkundige Fertigkeitsdefizite oder -übersteigerungen hauptsächlich oder ausschließlich aufgrund von Erlebensvermeidung auftreten. Eine Person könnte etwa adäquate soziale Fertigkeiten in ihrem Repertoire haben, diese jedoch nicht erfolgreich einsetzen können, da ihre Gedanken und Emotionen sie in eine andere Richtung „schubsen". Aus diesem Grund sollte ein ACT-Therapeut normalerweise die Emotionen, Gedanken und anderen Erlebnisse, die ein Klient hat (ebenso wie sein Wissen um frühere Gelegenheiten, bei denen er angemessene Fertigkeiten zeigte), untersuchen, wann immer ein mögliches Fertigkeitsdefizit erkennbar wird, um festzustellen, ob ein Fertigkeitstraining wirklich notwendig ist.

Defusion versus kognitive Umstrukturierung

Interessanterweise kann man sich die ersten Phasen der kognitiven Umstrukturierung sehr gut als kognitive Defusion vorstellen. Bevor man versucht, Beweise zugunsten eines problematischen Gedankens oder entgegen demselben zu finden und abzuwägen oder den dem Gedanken zugrunde liegenden Denkfehler zu identifizieren, sollte man den Gedanken zuerst als solchen identifizieren und ihn, metaphorisch gesprochen, „auf den Untersuchungstisch" legen. Hollon und Beck (1979) bezeichneten diese erste Phase der kognitiven Umstrukturierung als „kognitive

Distanzierung" (S. 189), und dieser Begriff führte auch zum ursprünglichen Namen der ACT: „comprehensive distancing" (Zettle, 2005). Allerdings bestehen zwei entscheidende Unterscheidungsmerkmale zwischen Defusion und kognitiver Umstrukturierung. Erstens identifizierten Hollon und Beck (1979) kognitive Distanzierung als notwendige Bedingung für kognitive Umstrukturierung, nicht als hinreichende Bedingung. Aus kognitiver Sicht muss man lernen, die eigenen Gedanken logischer und rationaler anzugehen, damit problematische oder dysfunktionale Gedanken sich letztlich ändern. Aus Sicht der ACT muss man einfach nur lernen, die Defusion von den eigenen Gedanken vorzunehmen, damit man sie weniger ernst nimmt. Logische / rationale Veränderungsstrategien werden hier *nicht* eingesetzt, und problematische Gedanken müssen sich nicht ändern, damit nachfolgend Verhaltensveränderungen auftreten können. Zweitens wird in der ACT eine große Vielfalt von Defusionstechniken eingesetzt, während in der kognitiven Umstrukturierung hingegen offenkundig nur ein einziger Weg zur Durchführung der kognitiven Distanzierung existiert. Einen Gedanken als einen Gedanken zu identifizieren – anstatt als statische und unumstößliche Beschreibung der Realität – ist zwar nur eine dieser Defusionstechniken, aber eine, die definitiv dem Konzept der ACT entspricht.

14. | Empirische Untersuchungen

Die ACT und ihre Wirkmechanismen wurden auf zahlreichen Ebenen empirisch untersucht. Im Folgenden finden Sie eine kurze Übersicht über den diesbezüglichen Stand der Forschung, wobei wir Sie wegen des begrenzten Raumes in diesem Buch für bestimmte Referenzen gelegentlich auf externe Quellen verweisen werden.

Randomisierte kontrollierte Studien

Bislang wurden mehr als 30 randomisierte kontrollierte Studien (RKS), die einen Vergleich der ACT mit diversen anderen Interventionen beinhalten, in wissenschaftlichen Zeitschriften mit Peer-Review veröffentlicht (Hayes, 2005b). Da die ACT teils dafür entwickelt wurde, um die psychischen Prozesse zu beeinflussen, die vermutlich zu einer breiten Palette psychischer Störungen (wie Erlebensvermeidung) beitragen, untersuchte man in den ca. 30 Studien die Wirkung der ACT auf 20 unterschiedliche Gruppen klinischer und nicht klinischer Probleme. Es wurden fünf Studien publiziert, in denen die ACT mit alternativen Therapien für chronische Schmerzzustände verglichen wurde; eine dieser Studien verwendete eine pädiatrische Stichprobe. Zwei Studien, die ACT und konventionelle KVT bei der Behandlung von Depressionen verglichen, wurden veröffentlicht, ebenso zwei Studien über den Vergleich zwischen der ACT und Standardbehandlung (SB) bei Psychosen und eine Studie über den Vergleich zwischen der ACT und SB bei psychotischer Depression. Darüber hinaus wurden randomisierte kontrollierte Studien über den Vergleich zwischen der ACT und alternativen Interventionen für Substanzmissbrauch, soziale Phobie, Borderline-Persönlichkeitsstörung und Trichotillomanie publiziert, weiterhin zwei RKS zur Untersuchung der ACT bei der Tabakentwöhnung. Die ACT wurde auch bei Klienten evaluiert, die Belastungen durch medizinische Erkrankungen ausgesetzt waren, darunter Tinnitus, Diabetes, Brustkrebs, Fettleibigkeit und Epilepsie (zwei veröffentlichte Studien). RKS zur ACT, in denen die Behandlungswirkung auf eine Reihe nicht klinischer Probleme und Prozesse untersucht wurde, wurden ebenfalls publiziert; thematisiert wurden Vorurteile, Stigmata, Burnout von Psychotherapeuten, Mathematikangst, Arbeitsstress und die Bereitschaft von Drogenberatern zur Implementierung evidenzbasierter Behandlungen (zwei Studien). In fast allen Fällen zeigte die ACT überlegene Erfolge gegenüber den Vergleichsbehandlungen (außer bei Mathematikangst, bei der die ACT im Falle hoher Erlebensvermeidung etwas besser wirkte als systematische Desensibilisierung, im Falle niedriger Erlebensvermeidung jedoch etwas schlechter). In diesem Zusammenhang ist anzumerken, dass eine Reihe dieser Studien relativ geringe Stichprobengrößen hatte (hauptsächlich infolge knapper Budgets) und dass weitere Forschungen notwendig sind, um schlüssigere Schätzungen der Wirkung der ACT auf diese Populationen durchführen zu können. Weiterhin ist anzumerken, dass auch eine Reihe Einzelfallstudien, aggregierter Einzelfallstudien und nicht randomisierter Studien in wissenschaftlichen Zeitschriften mit Peer-Review veröffentlicht wurden. (Siehe Ost (2008) für eine Metaanalyse ausgewählter ACT-Ergebnisstudien und Gaudiano (2009) für eine Replik auf diese Metaanalyse.)

Prozessforschung zur ACT

Mindestens 46 experimentelle psychopathologische und analoge Komponentenstudien, in denen diverse Aspekte des ACT-Modells untersucht wurden, wurden in wissenschaftlichen Zeitschriften mit Peer-Review veröffentlicht (Hayes, 2005a). Typischerweise vergleichen diese Studien die Wirkung einer Methode zur Umsetzung eines einzelnen ACT-Prozesses wie Defusion, Akzeptanz oder (breiter angelegt) Achtsamkeit auf die Reaktion der Probanden in Bezug auf aversive Reize. Masedo und Esteve (2007) etwa untersuchten die Wirksamkeit der Akzeptanz versus Suppression und spontane Coping-Instruktionen während eines Experiments zur kältebasierten Schmerzinduktion, bei dem die Teilnehmer ihre Hände in eiskaltes Wasser eintauchen mussten, und fanden heraus, dass in der Bedingung der Akzeptanz erhöhte Schmerztoleranz und geringere Schmerzbewertungen angegeben wurden. Obwohl diese 46 Studien von schwankender methodischer Qualität sind, stützen sie allesamt diverse Aspekte des ACT-Modells. Außerdem wurden in mindestens zehn in wissenschaftlichen Zeitschriften mit Peer-Review veröffentlichten Ergebnisstudien formale Mediationsanalysen durchgeführt, die einheitlich zu dem Schluss kamen, dass ACT-spezifische Prozesse für einen erheblichen Anteil der positiven Veränderungen seitens der Klienten nach dem Abschluss der Behandlung verantwortlich zeichneten, und mindestens zehn veröffentlichte Studien mit weniger formaler Mediationsanalyse kamen zu demselben Schluss (Hayes, 2008b; siehe Baron & Kenny, 1986, für eine unabhängige Diskussion der Mediationsanalyse). Schließlich lieferten Hayes et al. (2006) eine relativ neue veröffentlichte Übersichtsarbeit zu Prozess- und Ergebnisevidenz für die ACT. Mit den veröffentlichten Ergebnisstudien zur ACT zusammengenommen, ist die Evidenzgrundlage, die das ACT-Modell und seine allgemeine Wirksamkeit stützt, insgesamt überzeugend, obwohl selbstverständlich weitere Forschungen notwendig sind, um zu schlüssigeren Erkenntnissen zu gelangen. Die Anzahl der Prozessstudien (20), die einheitlich nahelegen, dass ACT-spezifische Prozesse die Behandlungserfolge mediieren, sind dabei besonders überzeugend, insbesondere im Vergleich zu den veröffentlichten Prozessstudien, die darauf hindeuten, dass kognitive Umstrukturierung nicht in der Lage war, das Erreichen weiterer positiver Ergebnisse nach dem Ende der Behandlung (Post-Treatment) zu mediieren (siehe Longmore & Worrell, 2007, für eine Übersicht über diese Studien). Diese Diskrepanz scheint darauf hinzudeuten, dass achtsamkeitsbasierte Ansätze in der Behandlung problematischer Gedanken und Gefühle deutlich praktikabler sind als Strategien zur logischen / rationalen Veränderung von Denkmustern.

ACT-Prozess- und Ergebnismaße

Psychotherapeutische Prozessmaße sollen Veränderungen in behandlungsspezifischen Veränderungsmechanismen erfassen. Diese Maße können nicht nur in der Mediationsanalyse als Bestandteil einer Ergebnisstudie zur Psychotherapie zum Einsatz kommen, sondern auch dem einzelnen Kliniker dabei helfen, festzustellen, ob er behandlungsspezifische Prozesse mit individuellen Klienten erfolgreich durchführt. Der *Acceptance and Action Questionnaire* (AAQ; Hayes et al., 2004c), ein neun Items umfassender Eigenberichts-Fragebogen (es existiert auch eine Version mit 16 Items) wurde typischerweise dazu verwendet, das Ausmaß der Erlebensvermeidung auf Seiten eines Klienten zu erfassen. Interessanterweise ergab eine Reihe von Studien, in denen der AAQ zum Einsatz kam, dass ein höheres Ausmaß an Erlebensvermeidung mit einer großen Vielzahl an psychischen Problemen korrelierte, darunter Angst, Depression, Substanzmissbrauch, und auch mit einem insgesamt höheren Maß an Psychopathologie (Hayes et al., 2004c). Dies stützt die Annahme der ACT, dass es sich bei Erlebensvermeidung um einen Prozess handelt, der für die Entstehung von Psychopathologie von zentraler Bedeutung ist. Aufgrund der schlechten Reliabilität des AAQ wurde eine neuere, reliablere Version entwickelt (AAQ-II; Bond et al., 2010). Beide Versionen des AAQ sind online verfügbar (Hayes, 2009b); weiterhin populationsspezifische Instrumente, die geeignet sind, Erlebensvermeidung und / oder psychische Flexibilität zu erfassen (Hayes, 2009a).

Es wurden diverse Maße entwickelt, um Werte und wertekonformes Verhalten in ACT-konsistenter Weise zu erfassen. Wilson und DuFrene (2009) stellten den *Valued Living Questionnaire II* (VLQ-II) vor, eine offenkundige Verbesserung des früheren VLQ (Wilson, 2006; Wilson, Sandoz, Kitchens & Roberts, 2010). Dahl, Plumb, Stewart und Lundgren (2009) beschrieben den *Bulls-Eye Values Survey*, ein weiteres Eigenberichtsinstrument, das derzeit international in Validierungsstudien getestet wird und ebenfalls online zur Verfügung steht (Hayes, 2005d). Schließlich entwickelten Blackledge, Ciarrochi und Bailey (Hayes, 2005c) den *Personal Values Questionnaire I* und *II* (PVQ-I, PVQ-II). Beide Fassungen sind relativ lange Eigenberichts-Fragebögen, die vielleicht eher für Forschungszwecke geeignet sind, aber eine vollständigere Erfassung diverser Aspekte im Zusammenhang mit Verhalten im Einklang mit gewählten Werten leisten können als andere derzeit verfügbare Instrumente.

Teil II

Die praktischen
Grundlagen der
Akzeptanz- und
Commitment-Therapie

15. | Eine Übersicht über die therapeutischen Strategien der ACT

Wir beginnen die zweite Hälfte dieses Buches mit einer Übersicht über die therapeutischen Strategien der ACT. Unser Ziel ist, dem Leser einige der praktischen Merkmale der ACT vorzustellen, die für diese Therapie charakteristisch sind und die dann in den nachfolgenden Kapiteln eingehender erörtert werden. Als Erstes zeigen wir, wie die therapeutischen Strategien der ACT den sechs Kernprozessen, die in Teil 1 beschrieben wurden, zugeordnet werden. Dann stellen wir die diversen Formate vor, die bei der Durchführung der ACT verwendet werden können, und betonen erneut die prozessgeleitete Natur des ACT-Ansatzes.

ACT-Therapeuten nutzen die folgenden, miteinander zusammenhängenden therapeutischen Strategien (angepasst nach Hayes, 2004b):

1. Herausstellen der Ineffektivität von Erlebensvermeidung und der Kosten, die sie fordert;

2. Etablierung der Fertigkeiten *Akzeptanz* und *Defusion*, um die literale Bedeutung von Kognitionen zu durchbrechen und zu vollumfänglichem Kontakt mit schwierigen Geistesinhalten zu ermutigen;

3. Abgrenzung eines Selbstempfindens, das sich von schwierigen psychischen Geistesinhalten unterscheidet und daher nicht von diesen bedroht wird *(Selbst-als-Kontext)*;

4. Förderung des Kontaktes mit dem *Erleben des gegenwärtigen Augenblicks*;

5. Unterstützung bei der Klärung von *Werten* als gewählte Lebensrichtungen, Unterscheidung zwischen Werten und Zielen/Handlungen sowie

6. Aufbau zunehmend größerer Muster *engagierten Handelns,* die mit gewählten Werten verbunden sind.

Die erste der aufgelisteten therapeutischen Strategien – Untergraben von Erlebensvermeidung – wird im Modell der psychischen Flexibilität in Abbildung 11.1 (siehe Seite 58) nicht explizit erwähnt, ist jedoch ein gängiger Ausgangspunkt für ACT-Interventionen. Diese Strategie ist dafür ausgelegt, Kontakt zum Erleben der Auswirkungen, Kosten und „Durchführbarkeit" von Erlebenskontrolle auf Seiten des Klienten herzustellen, und wird in Kapitel 17 und 18 eingehender beschrieben.

Die anderen therapeutischen Strategien werden den sechs Kernprozessen, die psychische Flexibilität fördern, direkt zugeordnet. Für das Verständnis der praktischen Aspekte der ACT ist es hilfreich, sich *Akzeptanz, Defusion, Selbst-als-Kontext* und *Kontakt mit dem gegenwärtigen Augenblick (Präsenz)* als die vier Komponenten der Gruppe von *Fertigkeiten der Achtsamkeit und Akzeptanz* vorzustellen, während *Kontakt mit dem gegenwärtigen Augenblick (Präsenz), Selbst-als-Kontext, Werte* und *engagiertes Handeln* zusammen die Gruppe der *wertebasierten Handlungsfertigkeiten* bilden (Hayes, 2004b). Die Überlappung zwischen diesen beiden Fertigkeitsgruppen ist gewollt, und sie betont auch die wechselwirkende und verflochtene Natur der ACT-Prozesse. Das bedeutet, die Aktivierung eines Prozesses (wie Defusion) aktiviert andere Prozesse (wie Akzeptanz, Selbst-als-Kontext, Kontakt mit dem gegenwärtigen Augenblick). Tatsächlich kann sich ein ACT-Therapeut in jeder beliebigen Sitzung auf ein oder zwei Kernprozesse konzentrieren oder auch eine Reihe von Prozessen zusammenführen, um dem sich darstellenden Material des Klienten zu begegnen (Luoma, Hayes & Walser, 2007).

Die ACT wird oft als achtsamkeitsbasierter Behandlungsansatz beschrieben, was die Bedeutsamkeit der Prozesse der Achtsamkeit und der Akzeptanz im Hexaflex-Modell widerspiegelt (vgl. Abb. 11.1). Daher strebt die ACT, im Einklang mit anderen achtsamkeitsbasierten Interventionen (siehe beispielsweise Baer, 2006; Kabat-Zinn, 1990; Segal, Williams & Teasdale, 2002) danach, die Funktion der inneren Ereignisse (etwa Gedanken, Gefühle, Erinnerungen, Verhaltensimpulse und körperliche Empfindungen) zu verändern, ohne zu versuchen, den Inhalt oder die Häufigkeit dieser Ereignisse zu modifizieren. Mit anderen Worten, die ACT verändert – wie andere achtsamkeitsbasierte Interventionen auch – welche *Beziehung* ein Individuum zu seinen schwierigen Geistesinhalten hat oder in welcher Weise es *darauf reagiert*. Die ACT unterscheidet sich jedoch insofern von anderen achtsamkeitsbasierten Interventionen, als dass sie Fertigkeiten in Bezug auf Achtsamkeit und Akzeptanz kultiviert, um Klienten beim Führen eines vitaleren, zielgerichteteren und sinnerfüllteren Lebens zu helfen. Diese enge Verbindung zwischen achtsamkeits- und wertebasierten Verhaltensveränderungsprozessen ist ein Kernaspekt der ACT-Praxis, und sie wird auch in den folgenden Kapiteln eingehender behandelt werden.

Anwendungsformat

Die ACT kann auf unterschiedliche Weise strukturiert und durchgeführt werden, je nach dem therapeutischen Kontext und dem sich darstellenden Problem des Klienten. Beispielsweise wird die ACT oft über den recht standardmäßigen Zeitraum von zehn bis zwölf Therapiesitzungen durchgeführt, aber sie wurde außerhalb des traditionellen klinischen Kontextes (etwa im Rahmen von Workshops mit gesundheits-, berufs- oder bildungsbezogenem Hintergrund) auch schon in kürzeren Formaten erfolgreich angewendet.

ACT-Interventionen fallen oft in eines von zwei Grundformaten (Luoma, Hayes & Walser, 2007). Das erste folgt größtenteils der oben aufgelisteten Abfolge der therapeutischen Strategien und spiegelt auch die Struktur vieler ACT-Texte wider (einschließlich des vorliegenden Buches). Im zweiten Format erfolgt eine formale Werteeinschätzung und -klärung zu Beginn der Therapie, und alle anderen Prozesse werden dann in dem Kontext anvisiert, die Fähigkeit zum Einschlagen wertekonformer Richtungen des Verhaltens zu verbessern (siehe Dahl, Wilson, Luciano & Hayes, 2005).

Über diese Anwendungsvariationen hinaus unterscheiden sich spezifische ACT-Techniken, Metaphern und Erlebensübungen auch in Bezug darauf, wann und wie sie eingesetzt werden. Beispielsweise umfasst die ACT strukturierte Achtsamkeitsarbeit, während der die Klienten Meditationsübungen durchführen, die Kontakt zum gegenwärtigen Augenblick, Defusion und Akzeptanz fördern sollen. Allerdings wird Achtsamkeit von ACT-Therapeuten auch spontan eingesetzt, etwa wenn ein Klient aufgefordert wird, einfach nur mal einige Zeit mit einer Sitzmeditation zu verbringen (dem „Bei-Problemen-Sitzen"), in der er sich mit schwierigen Gedanken oder Emotionen befasst, die während der Sitzung zu Tage getreten sind (siehe Kapitel 21). Insgesamt ist die ACT ein *prozess*geleiteter Ansatz, und zwar insofern, als dass ACT-Praktiker die sechs Prozesse anvisieren und kultivieren, die psychische Flexibilität fördern. In der Folge beinhaltet die ACT viel mehr als nur die Anwendung der diversen Metaphern, Interventionen und Techniken, die wir in den folgenden Kapiteln beschreiben werden. Vor allem erfordert die ACT eine distinktive therapeutische Haltung, die psychische Flexibilität modelliert und verstärkt, und eine therapeutische Beziehung, die auf Gleichgestelltheit, Mitgefühl und Verbundenheit basiert (siehe Kapitel 30). Daher wird als essentiell angesehen, dass ACT-Praktiker sich nicht nur ein breites und flexibles Spektrum an

ACT-konsistenten Techniken aneignen, sondern auch ein erlebnisbasiertes persönliches Verständnis psychischer Flexibilität (Strosahl, Hayes, Wilson & Gifford, 2004).

16. | ACT-basierte Fallkonzeptentwicklung

Es wurden diverse umfangreiche Beispiele zur ACT-basierten Fallkonzeptentwicklung veröffentlicht, darunter auch ein Buch von Bach und Moran (2008) sowie Buchkapitel von Luoma, Hayes und Walser (2007) und Wilson und DuFrene (2009). Die Fallkonzeptentwicklung in der ACT unterscheidet sich von konventionelleren Methoden, bei denen die Feststellung der An- oder Abwesenheit von diagnostischen Symptomen gemäß ICD-10 oder DSM-IV das primäre Ziel ist. Während die Identifikation von diagnostischen Symptomen (die im Wesentlichen mit problematischen Gedanken, Emotionen und anderen Verhaltensweisen gleichzusetzen sind) wichtig ist, wird die Identifikation dieser problematischen Verhaltensweisen in behavioralen Psychotherapieansätzen lediglich als erster Schritt angesehen. Aus einer behavioralen (und einer ACT-basierten) Perspektive heraus betrachtet ist es außerdem notwendig, festzustellen, welchen *Funktionen* problematische Verhaltensweisen dienen, damit sie effektiv verändert werden können.

Verhaltensweisen, deren Funktion in der Vermeidung belastender Erlebnisse besteht, bilden eine kritische funktionale Klasse, die in der ACT angegangen werden muss. Eine breite Palette von Verhaltensweisen kann mit dem Ziel, Leiden zu lindern oder zu eliminieren, ausgeführt werden, und diese topografisch unterschiedlichen Verhaltensweisen bilden die Grundlage separater psychischer Störungen (beispielsweise könnten Menschen mit einer Zwangsstörung diverse Rituale vollführen, um Leiden zu vermeiden; substanzabhängige Menschen gebrauchen Drogen, um Leiden zu vermeiden; Menschen mit Angststörungen versuchen angstauslösende Situationen zu vermeiden und so fort). Aus der Sicht der ACT werden all diese unterschiedlichen Verhaltensweisen jedoch als funktional äquivalent angesehen, sofern zu ihren gemeinsamen Zielen auch Erlebensvermeidung zählt. In der Therapie gilt, dass eine Reihe unterschiedlicher Verhaltensweisen auf praktisch dieselbe Weise behandelt werden kann, sobald man sie als Elemente derselben funktionalen Klasse identifiziert hat. Wenn beispielsweise der Klient diverse Arten von Vermeidungsverhalten als ineffektiv und dem Handeln im Einklang mit den eigenen Werten hinderlich ansieht, so kann im Prinzip dieselbe Gruppe von achtsamkeitsbasierten

Strategien (Achtsamkeit ist das Gegenteil von Erlebensvermeidung) auf jede dieser Verhaltensweisen angewendet werden, unabhängig davon, in welche diagnostische Kategorie die einzelnen Verhaltensweisen fallen. Die Verhaltensweisen sind zwar topografisch unterschiedlich, aber funktional äquivalent. Sie sind allesamt Instanzen der Erlebensvermeidung, weshalb theoretisch auch dieselben Interventionen auf sie angewendet werden können. Die Einschätzung von Erlebensvermeidung wird in der Phase der kreativen Hoffnungslosigkeit in der ACT mit aller Entschlossenheit durchgeführt (siehe Kapitel 18), auch wenn man im Verlauf der Therapie oft darauf zurückkommt.

Aus dieser Perspektive ist es nicht überraschend, dass man über die große Vielfalt von wertekonsistenten Verhaltensweisen, die einem offenstehen, auch sagen könnte, dass sie eine eigene funktionale Klasse bilden. Wilson und DuFrene (2009) ermutigen Klienten, ihr eigenes „Menü" an großen und kleinen wertekonsistenten Verhaltensweisen zusammenzustellen, für die sie sich dann in jedem Moment entscheiden können. Beispielsweise könnte ein Vater, der zu seinen Werten zählt, ein unterstützender, liebevoller, fürsorglicher und engagierter Elternteil für seine Tochter zu sein, eine ganze Reihe von Verhaltensweisen finden, um diesen Wert umzusetzen: danach streben, sich in ihrer Gegenwart auf den Augenblick zu konzentrieren; sich anhören, wie ihr Tag verlaufen ist; ihr eine ganze Reihe von Dingen beibringen; mit ihr spielen; mit ihr fernsehen; sie loben, wenn sie sich angemessen verhält; ihr sagen: „Ich liebe dich", und so fort. Topografisch betrachtet scheinen diese Verhaltensweisen sich zu unterscheiden, aber auf der funktionalen Ebene dienen sie allesamt dazu, mehr Sinnerfülltheit, Zielgerichtetheit und Vitalität in das Leben des Vaters einzubringen, indem sie Unterstützung, Liebe, Fürsorge und das aktive Engagement in Bezug auf diesen speziellen Wert demonstrieren. Sich eine solch breite Palette unterschiedlicher Verhaltensweisen als funktional ähnlich und letztlich durch die Parameter des zugrunde liegenden Wertes geleitet vorzustellen, kann den Klienten dabei helfen, effektiver Verhaltensweisen zu improvisieren, die mit den unterliegenden Werten konsistent sind, aber zuvor nicht berücksichtigt wurden. Und wenn man „Klassen" von Werten und korrespondierende Verhaltensweisen klar abgegrenzt hat, erhält man explizite Messinstrumente, mit denen Therapeut und Klient feststellen können, ob und wann spezifische Arten von Erlebensvermeidung einem Leben im Einklang mit den eigenen Werten entgegenstehen.

Wilson und DuFrene (2009, S. 149–196) beschrieben ein ACT-Konzeptualisierungsschema, das sich auf die spezifischen Subprozesse konzentriert, welche die Achtsamkeits- und Veränderungskomponenten der ACT ausmachen: Akzeptanz, Kontakt zum gegenwärtigen Augenblick, kognitive Defusion, Selbst-als-Kontext, Werte und Engagement. Dieser Ansatz (das *Hexaflex Functional Dimensional Experiential Interview* oder HFDEI) scheint gut dafür geeignet, die Aufmerksamkeit eines Therapeuten auf die spezifischen ACT-Prozesse zu fokussieren, von denen man annimmt, dass sie Veränderungen fördern. Das HFDEI liefert verhaltensspezifische Ankerpunkte, die dem Therapeuten gestatten, ein Likert-Rating davon vorzunehmen, wie gut oder schlecht der Klient jeden der Prozesse verkörpert. Ein Klient beispielsweise, der angibt, viele Erlebnisse zu vermeiden, in den Sitzungen häufig versucht, seine Gedanken oder Gefühle zu verändern, und der im Einschätzungsinterview häufig implizit und explizit um Rückversicherung vom Therapeuten ersucht, kann einen Punktwert von eins im Bereich „Akzeptanz" erhalten, was auf ein sehr niedriges Ausmaß von Akzeptanz hindeuten würde. Demgegenüber würde ein Klient, der seine Aufmerksamkeit leicht und sanft verlagert, wenig oder gar keine Grübelei oder Besorgnis zeigt und dessen Beschreibungen seiner Erlebnisse im Zuge des Interviews hochgradig detailliert sind, einen sehr hohen Punktwert im Bereich „Kontakt zum gegenwärtigen Augenblick" erhalten. Das HFDEI verlangt dem Therapeuten außerdem spezifische Beispiele für diverse Verhaltensweisen ab, die den Klienten für die erhaltenen Punktwerte in jeder der sechs Prozessbereiche qualifizieren. Wenn ein Therapeut einen Klienten beispielsweise in Bezug auf kognitive Fusion hoch einschätzt, könnte er dazu vermerken, dass es im Interview diverse Gelegenheiten gab, bei denen der Klient intensiv und mit großem Ernst über eine frühere Scheidung und die fortdauernden Auswirkungen derselben auf sein Leben nachdachte, was auf ein hohes Maß an Fusion mit Gedanken an dieses lebensgeschichtliche Ereignis hindeutete. Ein Therapeut, der einen Klienten in Bezug auf Engagement niedrig einschätzt, könnte anmerken, dass der Klient eine Reihe von Fehlstarts in wichtigen Bereichen seines Lebens hingelegt hat und außerdem mehrfach während des Interviews über lange bestehende Pläne sprach, die er bislang noch nicht umgesetzt hat.

Die zahlreichen verhaltensbezogenen Ankerpunkte des HFDEI in Bezug auf jeden Prozess sind sehr hilfreich bei der Operationalisierung von Konzepten (etwa Selbst-als-Kontext, kognitive Fusion), die für Leute, die noch keine Arbeitserfahrung mit ihnen haben, ansonsten sehr vage oder

abstrakt erscheinen können. Insgesamt hilft das Instrument dem Therapeuten dabei, vorläufig festzulegen, welche ACT-Komponenten oder -pro-
zesse jeder einzelne Klient in höherem oder geringerem Ausmaß benötigt.
Ein Klient mit einem hohen Maß an Werteklarheit beispielsweise wird
im Laufe der Therapie nur wenig Werteklärung benötigen, und ein Klient
mit einem rigiden Inhalts-Selbst dürfte sehr stark von konzentrierter und
ausgiebiger Arbeit am Selbst-als-Kontext profitieren. Das HFDEI (online
verfügbar; Sandoz, 2007) bietet ein ACT-konsistentes System zur funktionalen Einschätzung, die in einem Fallkonzept gipfelt, welches direkt und
explizit angibt, was der Therapeut mit einem bestimmten Klienten höchstwahrscheinlich tun muss.

17. Die Untersuchung der Brauchbarkeit der Kontroll-/Vermeidungsagenda

Der anfängliche Einschätzungsprozess hilft dem ACT-Therapeuten dabei, zu verstehen, was der Klient will und von der Therapie erwartet. Die Erwartungen seitens der Klienten sind oft eine Mischung aus „Prozess-Zielen" (etwa die Entfernung oder Verminderung schwieriger Gedanken und Emotionen) und „Ergebnis-Zielen" (etwa Wiederherstellung des Engagements in Bezug auf wertekonforme Lebensrollen und -aktivitäten). Von Beginn der Therapie an halten ACT-Therapeuten Ausschau nach Informationen, die Aufschluss über Form und Ausmaß des Erlebensvermeidungsrepertoires auf Seiten des Klienten bieten. Während sich dann die ersten Gespräche entwickeln, erkundet der Therapeut die Vermeidungs-/Kontrollstrategien des Klienten genauer und nimmt Kontakt mit dem Erleben des Klienten hinsichtlich der Brauchbarkeit dieser Strategien auf.

Diese Phase der ACT zielt gleichzeitig auf zwei Dinge ab. Erstens versucht der Therapeut, das Erlebensvermeidungs-/Kontrollsystem des Klienten zu „kartieren". Dies erfordert eine gemeinsame Erkundung der diversen Methoden, die der Klient angewendet hat, um seine sich darstellenden Probleme zu lösen oder zu kontrollieren. Diesen Prozess könnte ein ACT-Therapeut bei einem Klienten mit einer Angststörung beispielsweise beginnen, indem er ihn fragt, was er typischerweise gerade tut, wenn er Angst empfindet, und dann anschließend eine Liste der Strategien erstellt, die der Klient zur Kontrolle seiner Angst eingesetzt hat. Das zweite Ziel ist die Untersuchung der Frage, wie der Klient die *Brauchbarkeit* (oder den Nutzen) früherer oder gegenwärtiger Versuche zur Reduzierung psychischen und emotionalen Leidens erlebt. In der ACT bezeichnet der Begriff „Brauchbarkeit" das Ausmaß, in dem eine Handlung oder eine Bewältigungsstrategie den Klienten in Richtung auf ein wertekonformes Leben bewegt (Twohig & Hayes, 2008).

Der folgende Sitzungsauszug liefert ein Beispiel dieser Phase der ACT. Bei der Klientin handelt es sich um eine Mutter in den Vierzigern, die gerade Probleme mit Sorgen und Ängsten erörtert, insbesondere in Bezug auf die Sicherheit ihrer zwei Kinder.

THERAPEUT: Wenn ich Sie richtig verstehe, suchen Sie nach etwas, dass Ihnen dabei hilft, mit dieser Sorge und dem Stress fertigzuwerden?

KLIENTIN: Das ist das Problem. Ich sorge mich fürchterlich, das habe ich schon immer getan. Aber jetzt, wo ich Kinder habe, ist es noch schlimmer geworden. Ich weiß, dass Mütter sich Sorgen über ihre Kinder machen, aber bei mir scheint es viel schlimmer zu sein als bei den meisten Leuten. Deswegen hatte ich auch das Gefühl, ich sollte mir Hilfe suchen.

THERAPEUT: Der menschliche Verstand sorgt sich nun mal gern. Mein eigener Verstand tut das auch, deswegen sitzen wir hier wahrscheinlich in einem Boot.

KLIENTIN: Wirklich? Da bin ich ja froh, dass es nicht nur mir so geht.

THERAPEUT: Also, ich interessiere mich für die Dinge, die Sie zur Bewältigung Ihrer Sorgen bereits ausprobiert haben.

KLIENTIN: Oh Gott, wo soll ich da nur anfangen?

THERAPEUT: Vielleicht könnten Sie mir einige Beispiele nennen?

KLIENTIN: Also, ich sage mir immer, dass es dumm ist, mich deswegen so zu sorgen, und dass mich das nur belastet und krank macht. Ich versuche ja, damit vernünftig umzugehen, wissen Sie, und sage mir dann beispielsweise, dass die Dinge, wegen deren ich mich sorge, wahrscheinlich nicht passieren werden ... etwa, dass die Kinder entführt werden oder einen Unfall haben oder irgendwas.

THERAPEUT: Richtig. Also sagt Ihr Verstand Ihnen, dass das Sorgenmachen dumm ist, und er versucht, eine vernünftige Erklärung dafür zu finden, warum das passiert.

KLIENTIN: Ich denke schon. Ich versuche einfach, das irgendwie nüchtern zu betrachten. Ich weiß ja, dass die Kinder nicht sicherer leben, wenn ich mir Sorgen um sie mache.

THERAPEUT: Was erhoffen Sie sich davon, dass Sie sich selbst die Sorgen ausreden oder eine vernünftige Erklärung dafür finden?

KLIENTIN: Also, ich denke, ich hoffe, dass ich ein bisschen Frieden davon finde, mir ständig Sorgen darüber zu machen, dass irgendwas schiefgehen könnte. Ich brauche irgendeinen Weg, um mit all dem Zeug in meinem Kopf umzugehen, damit ich mich nicht ständig so verrückt mache.

THERAPEUT: Und wie gut funktioniert dieser Versuch, eine vernünftige Erklärung zu finden oder sich die Sorgen auszureden, für Sie? Ich meine, haben Sie den Eindruck, dass es Ihnen tatsächlich bei der Bewältigung Ihrer Besorgnis hilft?

KLIENTIN: Manchmal tut es das schon, aber nur so lange, bis es wieder losgeht.

THERAPEUT: Also, sich selbst die Sorgen auszureden hilft manchmal, aber wohl nur für eine Weile. Was ist, wenn wir längere Zeiträume betrachten? Hat dieses Verhalten das Ausmaß, in dem Sie sich Sorgen machen, reduziert?

KLIENTIN: Wohl nicht. Als Julie und Robert [die Kinder der Klientin] älter wurden, wurde es noch schlimmer.

Die ACT misst die Brauchbarkeit anhand von zwei Kriterien. Erstens werden die Klienten gebeten, einmal zu überlegen, in welchem Ausmaß bestimmte Bewältigungsstrategien zu einer Veränderung oder Reduzierung unerwünschter interner Ereignisse geführt haben (hierzu zählen negativ bewertete Gedanken, Selbsteinschätzungen, Erinnerungen, Emotionen, körperliche Empfindungen und so weiter). Dies wird in Bezug auf kurze und lange Zeiträume getan, um der Tatsache Rechnung zu tragen, dass Vermeidungsstrategien (etwa Gedankenunterdrückung oder Vermeiden bestimmter Situationen) vielleicht kurzfristig Erleichterung von unerwünschten Gedanken und Gefühlen verschaffen können, langfristig jedoch nur schwerlich irgendwelche Verbesserungen im Leben herbeiführen.

Die Brauchbarkeit wird auch im Hinblick auf die Lebensqualität des Klienten erhoben. Der ACT-Therapeut fragt nach Aktivitäten oder Lebensbereichen, die dem Klienten wichtig sind, aber aufgrund der sich darstellenden Probleme und / oder Erlebensvermeidung aufgegeben oder vernachlässigt wurden. Solche Informationen können oft gewonnen werden, indem man einfach direkt fragt, wie sich das Leben des Klienten aufgrund seiner gegenwärtigen Probleme verändert hat.

Der Therapeut wahrt eine nicht urteilende und neugierige Haltung, während er die Brauchbarkeit der früheren Bewältigungsversuche des Klienten erfragt. Das Ziel dabei ist, die Form und Funktion der Problemlösestrategien des Klienten zu verstehen und gleichzeitig offen und neutral in Bezug auf die Einschätzung zu bleiben, ob diese Strategien hilfreich waren oder nicht. Diese Haltung an diesem Punkt der Therapie zu bewahren ist entscheidend, denn Klienten können defensiv (oder auch selbstbeschuldigend) reagieren, wenn sie das Gefühl haben, dass gut etablierte Bewältigungsmechanismen oder Sicherheitsverhalten untergraben werden, insbesondere in den frühen Phasen der Therapie (Eifert & Forsyth, 2005). Um sicherzustellen, dass diese Haltung bewahrt wird, ermutigt ein ACT-Therapeut die Klienten kontinuierlich, ihr eigenes Erleben zu beachten, während sie ihre Problemlösestrategien bewerten (etwa „Und wie gut hat das für Sie funktioniert?"). Zu keiner Zeit versucht der ACT-Therapeut, den Klienten anzudeuten oder sie zu überzeugen, dass sie ineffektive Bewältigungsmethoden verwendet haben. Stattdessen ist es das Ziel des ACT-Ansatzes, das Erleben des Klienten anzuerkennen und ihn bei der Herstellung eines erlebensbasierten Kontaktes mit dem Zweck und der Brauchbarkeit seiner Kontroll- / Vermeidungsbemühungen zu unterstützen.

18. | Kreative Hoffnungslosigkeit

Der ACT-Therapeut ist darauf fokussiert, die existierende Veränderungsagenda des Klienten nach und nach aufzudecken. Normalerweise geschieht dies automatisch, wenn die folgenden drei zentralen Fragen gestellt werden:

1. Was erwarten Sie von der Therapie?
2. Was haben Sie zuvor versucht?
3. Wie hat das für Sie funktioniert?

Aus Sicht der ACT lässt sich die Agenda hinter den inneren Kämpfen der meisten Klienten wie folgt beschreiben: *Unerwünschte Gedanken und Gefühle zu reduzieren oder zu entfernen wird das Problem lösen und zu einem erfolgreicheren Leben führen.* Mit anderen Worten, das Problem wird als ein Problem mit plagenden Inhalten aufgefasst (also ein Übermaß an unangenehmen Gedanken und Gefühlen). Es ist diese potenziell unbrauchbare (aber dennoch kulturell befürwortete) Veränderungsagenda, die die ACT herauszustellen und zu konfrontieren sucht.

In der ACT bezeichnet der Begriff „kreative Hoffnungslosigkeit" den Prozess, eine unbrauchbare Erlebenskontrollagenda loszulassen und Raum für das Ausprobieren einer alternativen Vorgehensweise zu schaffen. Hayes et al. (1999) beschrieben diesen Prozess wie folgt: „Das alte System wegzuräumen ist teilweise ein konfrontativer Prozess, aber die Konfrontation findet nicht zwischen Therapeut und Klient statt, sondern zwischen der Veränderungsagenda des Klienten und seinem Erleben der Brauchbarkeit dieses Systems" (S. 99).

Ein Teil dieses Prozesses zeigt sich im folgenden Auszug aus einer Sitzung, die mit derselben angstgestörten Klientin wie im letzten Kapitel durchgeführt wurde. Hier bietet der Therapeut Anerkennung und Normalisierung in Bezug auf die Bestrebungen der Klientin, ihre Sorgen zu kontrollieren, und verwendet ihre eigenen Erlebnisse, um die zugrunde liegende Agenda – dass man in der Lage sein sollte, unerwünschte Gedanken und Gefühle zu kontrollieren – ans Licht zu ziehen:

THERAPEUT: Es scheint, dass Sie bereits eine Reihe von vernünftigen Strategien probiert haben, um Ihre Sorgen in den Griff zu bekommen. Die Liste, die wir hier erstellt haben, umfasst, dass Sie sich selbst die Sorgen ausreden, alles nüchtern betrachten, sich Rückversicherung von Simon und den Kindern holen, Entspannungsübungen machen, shoppen gehen und den anderen Müttern aus dem Weg gehen. Aber ich höre da heraus, dass die meisten dieser Strategien nicht wirklich so funktioniert haben, wie Sie das wollten. Ich merke, dass Sie einen wichtigen Punkt erreicht haben, an dem Sie jetzt mal einen Schritt zurücktreten und sich die folgende Frage stellen können: Haben all meine bisherigen Bemühungen die Sorge und den Stress vermindert oder dabei geholfen, mir ein befriedigenderes und erfüllenderes Leben aufzubauen?

KLIENTIN: Also, meine Antwort darauf wäre „Nein". Deswegen bin ich ja zu Ihnen gekommen.

THERAPEUT: Und hier sind wir nun. All diese Gedanken haben etwas Seltsames, finden Sie nicht auch? All die Strategien, mit denen Sie Ihre Sorgen und Ihren Stress zu bewältigen versucht haben, erscheinen vernünftig, und ich merke auch, dass Sie alles in Ihrer Macht Stehende getan haben, um damit fertigzuwerden. Aber mir scheint, dass Sie immer noch auf die von Ihnen gewünschte Wirkung warten – weniger Sorgen, weniger Stress, Ihr altes Leben zurück ...

KLIENTIN: Aber irgendwas muss doch helfen?

THERAPEUT: Verzeihen Sie mir, wenn ich das mit einer Gegenfrage beantworte, aber Ihr Verstand hat diese Frage doch bestimmt auch schon gestellt?

KLIENTIN: Ich glaube, das muss er wohl; wahrscheinlich oft. Es ist ein großes Problem geworden, dass ich mich so oft frage, was ich tun kann, um die Dinge in den Griff zu bekommen, oder ob ich überhaupt irgendwas tun kann.

THERAPEUT: Also, Ihr Verstand sucht immer noch nach etwas, das Ihnen hilft, die Dinge in den Griff zu bekommen, und überlegt, was wohl funktionieren könnte. Die Frage bleibt aber dieselbe – hat die Suche bisher irgendwas ergeben?

Eine in dieser Phase der ACT häufig verwendete Intervention ist die „Mensch-im-Loch"-Metapher (angepasst nach Hayes et al., 1999, S. 101–104):

THERAPEUT: Stellen Sie sich einmal vor, dass das Leben so ist wie das Herumwandern auf einem Feld voller Löcher. An irgendeiner Stelle und aus irgendeinem Grund sind Sie nun in das Loch gefallen, dass wir mit „Angst" benennen wollen. Sie greifen also in Ihre Tasche, in der Sie alle Werkzeuge bei sich führen, die Ihnen im Laufe Ihres Lebens an die Hand gegeben wurden, und finden nur eine Schaufel. Auf den ersten Blick erscheint das absolut vernünftig, deswegen wundern Sie sich auch nicht. Ich meine, Loch – Schaufel – das macht Sinn, oder? Sie fangen also an zu graben. Sie verwenden viel Zeit und Anstrengung darauf, sich aus diesem Loch herauszugraben, denn es erscheint Ihnen als die einzige Möglichkeit, um Ihr Leben wieder ins Lot zu bringen. Und irgendwann haben Sie versucht, sich selbst die Sorgen auszureden (graben), sich von Ihren Kindern Rückversicherung in Bezug darauf, dass sie immer sicher sein werden, zu holen (graben), Sie sind den anderen Müttern aus dem Weg gegangen (graben) und so weiter. Das Problem ist, da diese Dinge beinhalten, dass Sie sich aus dem Angstloch herauszugraben versuchen, wird es nur größer und tiefer ...

KLIENTIN: Genauso fühlt es sich manchmal an, als ob ich in ein tiefes Loch gefallen wäre und nicht mehr herauskomme.

THERAPEUT: Da haben wir's. Ein Teil Ihres Problems hat also damit zu tun, wofür Schaufeln gedacht sind. Wenn wir eine Schaufel in der Hand haben, können wir nur eines tun, nämlich graben, graben, graben. Aber wenn Graben nun einmal nicht der beste Weg ist, um aus einem Angstloch herauszukommen?

KLIENTIN: Was bedeutet das für mich? Soll ich aus dem Loch herausklettern? Wie verdammt noch mal soll ich das denn machen?

THERAPEUT: In diesem Moment habe ich keine einfache Antwort darauf. Aber ein hilfreicher Startpunkt wäre es, einmal darauf zu achten, wann und wie Sie graben. Was ich damit meine, ist, dass Sie auf all die Teile Ihres Kampfes mit Sorgen und Stress achten, die Sie nicht weiterbringen oder Sie sogar noch tiefer in das Loch führen.

Diese Metapher und der Dialog sollen die folgenden zentralen Botschaften vermitteln:

- Das Problem ist nicht auf mangelhafte Bemühungen seitens des Klienten zurückzuführen.
- Das Problem kann vielmehr in einer Veränderungsagenda verortet sein, die sinnloses Kämpfen gegen unerwünschte psychische Inhalte fördert.

Das Ziel ist hier nicht, den Klienten zu überzeugen, dass Erlebensvermeidung unbrauchbar ist. Vielmehr soll eine Konfrontation zwischen dem, wovon der Verstand des Klienten sagt, dass es das Problem lösen *sollte*, und dem direkteren Erleben der Brauchbarkeit auf Seiten des Klienten herbeigeführt werden. Schon die Tatsache, dass der Klient sich in der Therapie befindet, weist darauf hin, dass irgendwas nicht funktioniert, und daher ist dieser Umstand auch ein mächtiger Verbündeter in diesem Prozess.

Ein erwünschtes Ergebnis dieser Phase der ACT ist, dass die Klienten die Beziehung zwischen innerem Kampf und Unbrauchbarkeit zu bemerken beginnen (Twohig & Hayes, 2008). Diese Arbeit wird durch früh in der Therapie aufgegebene Hausaufgaben (wie tägliches Tagebuchführen) unterstützt, die Klienten die Form und Häufigkeit ihrer inneren Kämpfe, den unterliegenden Zweck der Kämpfe und alle mit den Kämpfen assoziierten Kosten und Vorteile bewusster machen sollen. Derartige Selbstbeobachtungsübungen helfen Klienten dabei, zu bemerken, welch beträchtliches Ausmaß an Anstrengung sie auf innere Kontrollbemühungen aufwenden, ohne hierdurch irgendwelche bedeutsamen Vorteile im Leben zu gewinnen.

Kreative Hoffnungslosigkeit ist kein Gefühl

Bei der ersten Begegnung mit der ACT mag es zunächst etwas seltsam erscheinen, dass der Begriff „Hoffnungslosigkeit" dazu verwendet wird, einen erwünschten therapeutischen Prozess zu beschreiben. Allerdings sollte kreative Hoffnungslosigkeit nicht mit dem Gefühl der Hoffnungslosigkeit verwechselt werden, dem in der klinischen Literatur sehr viel Aufmerksamkeit gewidmet wird. Stattdessen bezieht sich kreative Hoffnungslosigkeit auf den Akt, Verhaltensweisen oder Strategien loszulassen, die dem Erleben des Klienten nach nicht funktioniert haben (Luoma, Hayes & Walser, 2007; Zettle, 2004). Es sollte stets betont werden, dass die Erlebenskontrollagenda als hoffnungslos angesehen wird, nicht der Klient (Hayes et al., 1999). Dieser Prozess ist kreativ, da er dabei hilft, das Festhalten eines Klienten an der Kontroll-/Vermeidungsagenda aufzulösen und ihm so die Möglichkeit zu geben, etwas Neues auszuprobieren.

Interventionen im Sinne der kreativen Hoffnungslosigkeit variieren in der Regel in Dauer und Häufigkeit. Manche Klienten haben eine weniger starke Bindung an die Erlebenskontrolle, weswegen ihre Kontrollagenda relativ leicht und effizient untergraben werden kann. Bei anderen Klienten, etwa solchen mit multiplen Problemen oder einer langen Vorgeschichte der Erlebensvermeidung, kann der Prozess der kreativen Hoffnungslosigkeit mehr Zeit erfordern (Luoma, Hayes & Walser, 2007). Für manche Klientengruppen, etwa solche mit einem Suizidrisiko, muss der Prozess entsprechend justiert und angepasst werden (siehe z. B. Varra & Follette, 2004; Zettle, 2007).

Klienten erleben angesichts von Interventionen im Sinne der kreativen Hoffnungslosigkeit oft Verwirrung und bringen diese auch zum Ausdruck. Allerdings ist Verwirrung in der ACT kein Problem, da sie als positives Zeichen dafür, dass das Untergraben der Kontrollagenda gelungen ist, angesehen wird. Wie Twohig und Hayes (2008) anmerken, ist Verwirrung oft das „Tor", durch das der Verstand anderen, bislang unbekannten Möglichkeiten Eingang gewährt. ACT-Klienten können auf diesen Prozess auch mit Neugier, Resignation, Ruhe und sogar Hoffnung reagieren (Eifert & Forsyth, 2005; Luoma, Hayes & Walser, 2007). Es ist nicht ungewöhnlich, dass sich während oder nach dieser Arbeit eine Stimmung von Erleichterung oder Leichtigkeit im Raum ausbreitet, da der Klient spürt, wie ihm die Last eines aussichtslosen Kampfes von den Schultern genommen wird.

19. | Kontrolle ist das Problem, nicht die Lösung

Die kontrollorientierte Veränderungsagenda wird nach und nach als Teil des Problems enthüllt. Anfänglich führt der Therapeut diese Arbeit in einer abgestuften und indirekten Weise durch, wobei er dem Klienten hilft, die Brauchbarkeit der Agenda anhand seines eigenen Erlebens zu überprüfen. Mit der Zeit wird die Kontrollagenda dann nachdrücklicher thematisiert und expliziter untergraben. Dieser Teil der ACT beinhaltet oft die folgenden therapeutischen Strategien:

- Gemeinsames Benennen der Kontrollagenda.
- Normalisieren und Anerkennen des Bemühens um die Kontrolle privater Ereignisse auf Seiten des Klienten.
- Herausstellen der Vergeblichkeit und Paradoxie der Erlebenskontrolle.

Eine hilfreiche Strategie an diesem Punkt in der ACT ist, die Problemlöse- oder Bewältigungsstrategien des Klienten in ein und dieselbe funktionale Klasse (Erlebensvermeidung) einzuordnen (Twohig & Hayes, 2008). Anschließend kann die Brauchbarkeit dieser gesamten Klasse in Frage gestellt werden (Hayes et al., 1999). Im folgenden Beispiel (immer noch mit derselben Klientin wie zuvor) initiiert der Therapeut diesen Prozess, indem er erneut auf den Zweck der Versuche seiner Klientin, mit den sich darstellenden Problemen fertigzuwerden, eingeht:

THERAPEUT: Letztes Mal haben wir einige Zeit damit verbracht, all die Dinge genauer durchzugehen, die Sie versucht haben, um mit Ihrer Besorgnis und Ihrer Angst fertigzuwerden. Eine von mehreren Möglichkeiten, um zusammenzufassen, was hier geschieht, ist die Betrachtung des übergeordneten Zwecks, der im Hintergrund verborgen ist. Was haben Sie sich von alldem am meisten erhofft?

KLIENTIN: Also, zunächst mal will ich, dass meine Kinder sicher sind. Das ist mein oberstes Ziel. Aber für mich selbst habe ich versucht, mit all diesem schrecklichen Zeug fertigzuwerden, das in meinem Kopf herumgeistert, und nicht immer so ängstlich zu sein. Ich habe das alles so satt. Und wenn ich ehrlich bin, will ich auch Simon und die Kinder nicht mehr mit meinem Sicherheitsdenken belasten. Ich weiß, dass sie das nervt, und ich fühle mich deswegen schrecklich, aber ich kann mich da einfach nicht bremsen.

THERAPEUT: Okay, ich denke, hier haben wir etwas Wichtiges angesprochen. Der Zweck ist in etwa, Kontrolle darüber zu gewinnen, was in Ihrem Verstand und in Ihrem Inneren passiert, damit Sie verändern können, wie Sie sich gegenüber den Ihnen nahestehenden Menschen verhalten?

KLIENTIN: Es ist interessant, dass Sie das Wort Kontrolle gebrauchen. Ich glaube, darauf läuft alles hinaus. Ich hatte früher viel mehr das Gefühl, die Kontrolle zu haben, als jetzt. Jetzt ist es so, als ob ich die Kontrolle verloren hätte und überwältigt worden wäre.

Hier arbeitet der Therapeut mit der Klientin daran, der unterliegenden Kontroll-/Vermeidungsagenda eine Form zu geben und sie zu benennen. Anschließend wird die Agenda durch konstantes Verweisen auf das persönliche Erleben der Klientin untergraben. Zur Förderung dieses Prozesses hält die ACT diverse Metaphern und Interventionen bereit, die die fundamentale Unbrauchbarkeit des Kontroll-/Vermeidungssystems, in dem Menschen sich so oft verfangen, veranschaulichen.

Eine Übung zur Gedankenunterdrückung

Eine kurze Übung zur Gedankenunterdrückung liefert eine hilfreiche erlebensbasierte Demonstration der paradoxen Effekte der Kontrollagenda. Solche Übungen sind besonders für Klienten hilfreich, die mit grüblerischen oder intrusiven Kognitionen kämpfen. Die Klienten werden aufgefordert, die Augen zu schließen und intensiv zu versuchen, nicht an ein bestimmtes Objekt zu denken (etwa „Denken Sie jetzt nicht an ... eine *Banane*"). Während der Übung wirft der Therapeut auch noch andere Dinge ein, wie: „Denken Sie nicht an die gelbe Schale der Banane"; „Denken Sie nicht daran, wie Sie die Banane schälen"; „Denken Sie jetzt auf gar keinen Fall daran, wie Sie die Banane essen" und so fort (siehe Hayes et al., 1999, S. 124–125). Diese Übung ist hilfreich bei der Veranschaulichung der Tatsache, dass der Versuch, nicht an etwas zu denken, kaum zur Auslöschung des entsprechenden Gedankens führen wird, und sie demonstriert außerdem die Anstrengung, die für kognitive Kontrollbemühungen angewendet werden muss.

Die Lügendetektormetapher

Die Vergeblichkeit emotionaler Kontrolle wird oft durch die Lügendetektormetapher veranschaulicht (Hayes et al. 1999, S. 123):

THERAPEUT: Stellen Sie sich vor, ich hätte Sie gerade an den besten Lügendetektor der Welt angeschlossen *[zeigt ein Bild mit der Cartoon-Zeichnung eines Lügendetektors]*. Dieses Gerät zeigt mir sogar die allerkleinsten Veränderungen in Ihrem emotionalen Zustand an – jede Veränderung der Stimmung, jedes Anzeichen von Angst. Alles, was Sie nun tun müssen, ist ruhig bleiben. Bekommen Sie keine Angst. Das ist Ihre Aufgabe. Und um sicherzugehen, dass Sie auch tun, was ich von Ihnen will, halte ich Ihnen eine Waffe an den Kopf. Wenn ich auch nur die geringste Veränderung in Ihrem emotionalen Zustand sehe, drücke ich ab. Okay? ... Was, denken Sie, würde in dieser Situation passieren?

KLIENT: Ich glaube, da könnte ich auf keinen Fall ruhig bleiben. Das würden Sie auf dem Gerät angezeigt sehen, und dann würden Sie mich erschießen.

THERAPEUT: Genau. Ich kenne niemanden, der in so einer Situation keine Angst bekommen würde. *Wenn es wirklich wichtig ist, keine Angst zu haben,* dann bemerken Sie sogar das kleinste Anzeichen von Angst, werden deswegen ängstlich, und das war's dann!

Die Lügendetektormetapher veranschaulicht die wichtige Unterscheidung zwischen der Ausübung von Kontrolle innerhalb und außerhalb des eigenen Selbst. So kann der Klient beispielsweise gefragt werden, ob das Ergebnis ein anderes wäre, wenn die Aufgabe „Mach mein Haus sauber, oder ich erschieße dich" anstatt „Bleib ruhig, oder ich erschieße dich" gelautet hätte. Diese *Innerhalb-des-Selbst-/Außerhalb-des-Selbst-Unterscheidung* hilft auch dabei, die Anwendung von Erlebenskontrolle durch den Klienten anzuerkennen und zu normalisieren. Die dabei vermittelte Botschaft ist, dass Menschen eine natürliche Tendenz zur Erlebenskontrolle haben, weil (a) Kontrolle außerhalb der eigenen Haut so gut funktioniert und (b) unsere soziokulturelle Konditionierung nahezulegen scheint, dass Erlebenskontrolle der Weg zu einem gesünderen und erfolgreicheren Leben ist (Luoma, Hayes & Walser, 2007).

Um diesen Teil der therapeutischen Arbeit zu unterstützen, stellen ACT-Therapeuten oft Merkmale unserer soziokulturellen Konditionierung heraus, die Erlebensvermeidung zu verstärken scheinen. Hierzu kann beispielsweise betont werden, dass uns im Kindesalter oft gesagt wurde, wir sollten nicht wütend/ängstlich/traurig sein, sodass wir die Botschaft erhalten haben, es sei nicht in Ordnung, Wut/Angst/Trauer zu empfinden, und dass schwierige private Ereignisse willentlich eliminiert werden können (und vielleicht auch sollten) (Hayes et al., 1999). Diese Art von psychoedukativem Dialog hilft bei der Anerkennung und Normalisierung der Schwierigkeiten eines Klienten, da sie an dieser Stelle in einen weiteren Kontext gesetzt werden.

Zusammenfassend kann man sagen, die in den Kapiteln 17, 18 und 19 beschriebene therapeutische Arbeit hilft dabei, den Mangel an Brauchbarkeit der Erlebensvermeidungsagenda zu enthüllen und ihre (wahrgenomme-ne) Brauchbarkeit dadurch zu untergraben. Sobald die Klienten beginnen, Anzeichen reduzierter Bindung an Erlebenskontrolle zu zeigen, kann die Alternative vorgestellt werden.

20. | Vorstellung von Bereitschaft als Alternative zur Kontrolle

In der ACT bedeutet Bereitschaft, vollständigen und unverteidigten Kontakt mit dem Erleben des gegenwärtigen Augenblicks während der Verfolgung von als wertvoll eingeschätzten Lebensorientierungen herzustellen (Luoma, Hayes & Walser, 2007). Somit sind Akzeptanz, Bereitschaft und wertebasiertes Handeln eng miteinander verbundene therapeutische Prozesse, und Bereitschaft wird immer in dem Kontext kultiviert, dem Klienten bei der Verfolgung lebensverbessernden Verhaltens zu helfen.

Bei der ersten Vorstellung von Bereitschaft als Alternative zur Erlebenskontrolle versucht der ACT-Therapeut, die folgenden Botschaften zu vermitteln:

- Psychisches Unbehagen in Kombination mit fehlender Bereitschaft führt zu Leiden.
- Bereitschaft beinhaltet, eine unbrauchbare Kontrollagenda aktiv loszulassen.
- Bereitschaft ist nicht dasselbe wie Wollen oder Mögen.
- Bereitschaft ist eine Wahl, die man wiederholt trifft.

Um der Tatsache, dass Bereitschaft nicht die natürlichste oder logischste Handlungsoption zu sein scheint, Rechnung zu tragen, nutzt die ACT diverse Metaphern, um die Kosten fehlender Bereitschaft und die Möglichkeit, aussichtslose Kämpfe mit unerwünschten privaten Ereignissen loszulassen, herauszustellen. In diesem Kapitel behandeln wir drei der Bereitschaftsmetaphern der ACT: „Zwei Skalen", „Tauziehen mit einem Monster" und „Sauberes versus schmutziges Unbehagen".

Die „Zwei-Skalen"-Metapher

Die „Zwei-Skalen"-Metapher (Hayes et al., 1999) fördert Bereitschaft als praktikable Alternative zur Kontrolle, indem sie die Beziehungen zwischen Erlebenskontrolle, Bereitschaft und Leiden veranschaulicht. Hierzu wird die Metapher mit einem Bild von zwei Skalen, auf denen jeweils eine Zahl eingestellt werden kann, erläutert:

THERAPEUT: Eine Möglichkeit, Ihr Erleben im Zusammenhang mit der Angst zu betrachten, ist diese Skala von 0 bis 10 *[Therapeut zeigt ein Bild der Skala]*; 0 bedeutet keine Angst und 10 bedeutet überwältigende Angst. Wo, würden Sie sagen, hat Ihre Angst in den vergangenen Monaten auf der Skala gelegen?

KLIENTIN: Ich würde sagen, manchmal zwischen 7 und 10. Ab und zu sinkt sie auch auf, sagen wir, 5, aber meistens mache ich mich wegen irgendwas verrückt.

THERAPEUT: Okay, Ihre Angstskala liegt also meistens hier am oberen Ende. Jetzt stellen Sie sich vor, dass es noch eine zweite Skala gibt, die wir jetzt zum ersten Mal sehen, weil sie zuvor im Hintergrund versteckt war *[Therapeut zeigt ein Bild einer zweiten Skala]*. Sie sehen, dass diese Skala mit „Bereitschaft" beschriftet ist. Sie spiegelt wider, in welchem Ausmaß Sie die diversen Komponenten Ihrer Angst zu erleben bereit waren – die Sorgen um Ihre Kinder, die Panikattacken bei der Arbeit und so fort. Dies ist eine sehr wichtige Skala, da Sie diejenige sind, die die Skala kontrolliert. Sie haben mit Ihrer Angst gekämpft, und dennoch ist der Wert auf Ihrer Angstskala sehr hoch geblieben. Dass Sie Ihre Angst so sehr kontrollieren wollten, legt nahe, dass der Wert auf Ihrer Bereitschaftsskala im Hinblick auf die Angst niedrig war. Ich denke, Sie haben genau diese Kombination erlebt – hohe Angst und geringe Bereitschaft. Aber, wie im Falle unseres Lügendetektors gilt auch hier, dass, wenn es wirklich wichtig ist, *keine* Angst zu empfinden, die Angst umso mehr zu einem Problem in Ihrem Leben werden kann.

KLIENTIN: Ich bin nicht sicher, was Sie damit sagen wollen. Sie sagen also, dass ich nur lernen muss, die Angst zu ertragen, damit ich weniger Angst empfinde?

THERAPEUT: Ich weiß, dass das im Moment ein wenig seltsam klingt, aber erkennen Sie nicht die Falle in dem, was Sie gerade sagten? Wenn Sie nur dann bereit sind, Angst zu erleben, wenn Sie damit die Angst loswerden, sind Sie wieder beim Fehlen von Bereitschaft angekommen.

KLIENTIN: Also, was passiert, wenn ich bereit *bin*, damit zu leben? Wird dann die Angst nicht immer schlimmer und bleibt für immer bei mir?

THERAPEUT: Das ist an diesem Punkt schwer zu sagen. Wenn wir uns dafür entscheiden, den Wert auf unserer Bereitschaftsskala zu erhöhen, kann der Wert auf der Angstskala sich zumindest frei bewegen. Also, manchmal ist die Angst hoch, manchmal ist sie niedrig. Tatsächlich würde ich gern mit Ihnen in diesen Sitzungen etwas erörtern, was viel wichtiger ist als ein hoher oder niedriger Wert auf der Angstskala. Ich interessiere mich sehr für die Bereiche Ihres Lebens, in denen Sie das Gefühl haben, dass die Angst Ihnen dabei im Weg steht, das Leben zu führen, das Sie leben wollen.

Einige Punkte in diesem Therapieauszug sind einer näheren Betrachtung wert. Erstens verlagert der Therapeut am Ende dieses Beispiels den Schwerpunkt auf die Lebensqualität des Klienten. Dies betont die fundamentale Natur der Bereitschaft, die man sich nicht als Gefühl, sondern als Handlung des Loslassens eines inneren Kampfes, der im Leben des Klienten wohl nur wenig Nutzen gebracht hat, vorstellen sollte (Eifert &

Forsyth, 2005). Zweitens ist der Klient anfänglich der Überzeugung, dass der Therapeut lediglich das Tolerieren der Angst vorschlagen würde. Diese Fehlinterpretation ist nicht ungewöhnlich, wenn die Konzepte von Akzeptanz und Bereitschaft erstmals vorgestellt werden. Typischerweise wird die Natur von Akzeptanz und Bereitschaft klarer, wenn der Klient einige der erlebnisbasierten Übungen durchgeführt hat, die wir im Folgenden erörtern werden. Hier soll nur gesagt sein, dass die ACT eine aktive Form der Akzeptanz fördert, die letztlich dem Klienten dabei hilft, sich auf mit seinen Werten im Einklang stehende Lebensziele zuzubewegen, und die sich daher von passivem Tolerieren oder Resignation unterscheidet (Eifert & Forsyth, 2005; Luoma, Hayes & Walser, 2007).

Die „Tauziehen-mit-einem-Monster"-Metapher

Der Gedanke, den Kampf mit unerwünschten Gedanken und Gefühlen loszulassen, wird oft anhand der „Tauziehen-mit-einem-Monster"-Metapher verdeutlicht (Hayes et al., 1999, S. 109). Bei der Vorstellung dieses Szenarios kann der Therapeut (insbesondere in ACT-Gruppen) tatsächlich ein körperliches Tauziehen mit dem Klienten veranstalten (der Therapeut übernimmt dabei die Rolle des Monsters). Solche Aktivitäten können etwas Humor in den Prozess einbringen und auch das beträchtliche Bemühen und die hohen Kosten veranschaulichen, die mit dem Versuch einer Kontrolle unerwünschter Gedanken und Gefühle einhergehen (Eifert & Forsyth, 2005).

Die Metapher wird wie folgt vorgetragen. Der Klient wird als jemand angesehen, der sich in einem Tauziehen mit einem großen und offenbar sein Leben bedrohenden Monster befindet, das repräsentiert, womit auch immer der Klient gekämpft hat (wie Angstzustände, Depressionen, Schmerzen, Bedürfnis nach Drogen, verstörende Gedanken, Panikattacken etc.). Zwischen dem Monster und dem Klienten befindet sich eine geradezu bodenlose Grube; das Monster versucht, den Klienten in diese Grube zu ziehen, und umgekehrt. In der ACT wird dem Klienten nun nicht dabei geholfen, das Monster in die Grube zu ziehen, sondern der Klient dazu ermutigt, *das Seil loszulassen*. Diese vielseitig anwendbare Metapher veranschaulicht auch die Verbindung zwischen dem Kampf mit unerwünschten privaten Ereignissen und der Fähigkeit, mit den eigenen Werten im Einklang stehende Lebensziele zu verfolgen. Hierzu könnte der Therapeut beispielsweise bei der körperlichen Ausführung des Tauziehens darauf hinweisen, wie schwierig es ist, sich voll und ganz wertekonformen Aktivitäten im Leben hinzugeben (etwa, ein unterstützender Partner oder Elternteil zu sein), während beide Hände und ein erhebliches Maß an Aufmerksamkeit durch den Kampf mit dem Monster gebunden sind (Eifert & Forsyth, 2005).

Die „Reines-versus-abgeleitetes-Unbehagen"-Metapher

Die Kosten fehlender Bereitschaft lassen sich auch anhand einer Abgrenzung zwischen „reinem" und „abgeleitetem" Unbehagen kommunizieren (Hayes et al., 1999, S. 136). Reines Unbehagen wird durch schwierige Gedanken, Gefühle und körperliche Empfindungen im Moment ihres ersten Auftretens repräsentiert – absolut normale und adaptive menschliche Reaktionen. Reines Unbehagen wird nur durch den Kampf mit dem ursprünglichen Unbehagen oder den Versuch seiner Vermeidung in das schädlichere abgeleitete Unbehagen umgewandelt. Auf diese Weise können Klienten sekundäre Angst *aufgrund der* Angst, Depressionen *aufgrund der* Depressionen, Besorgnis *aufgrund der* Besorgnis, Schuldgefühle *aufgrund der* Schuldgefühle etc. entwickeln. Die in der ACT vermittelte Botschaft lautet, dass selbst die unerwünschtesten Gedanken und Gefühle der menschlichen Gesundheit nicht notwendigerweise abträglich sind. Vielmehr sind es aus der Perspektive der ACT das ursprüngliche (reine) Unbehagen plus Kampf und Fehlen von Bereitschaft, die das Leiden herbeiführen (Bond & Hayes, 2002; Hayes et al., 1999; Robinson, Gregg, Dahl & Lundgren, 2004).

Bereitschaft ist kein Wollen

Bereitschaft zum Erleben schwieriger privater Ereignisse bedeutet nicht, dass Klienten lernen müssten, diese Ereignisse zu mögen oder zu wollen. Stattdessen beinhaltet Bereitschaft die Entscheidung dafür, das zu erleben, was bereits vorhanden ist und darauf wartet, erlebt zu werden. Eine hilfreiche ACT-Metapher ist die, einen unangenehmen Nachbarn zu einer Einweihungsparty einzuladen (Orsillo, Roemer, Block-Lerner, LeJeune &

Herbet, 2004; eine Variante der „Joe-the-Bum"-Metapher, die von Hayes et al., 1999, beschrieben wird). In dieser Metapher hat der Klient *alle* Nachbarn zu einer Einweihungsparty eingeladen, weshalb leider ein sehr unangenehmer Nachbar ebenfalls erscheint. Der Klient hat diverse Entscheidungsmöglichkeiten – er kann sich dafür entscheiden, an seiner Haustür Wache zu halten, damit der unangenehme Nachbar nicht ins Haus gelangt (so verpasst er allerdings seine eigene Party); er kann die Tür öffnen und dem Nachbarn dann überallhin folgen, damit sichergestellt ist, dass dieser sich nur in bestimmten Räumen aufhält (so ist er immer noch nicht gerade der angenehmste Gastgeber); oder er kann sich dafür entscheiden, Bereitschaft zu praktizieren, indem er den unangenehmen Nachbarn aktiv willkommen heißt und selbst an der Party teilnimmt.

Zusammenfassend kann man sagen, dass das Konzept der Bereitschaft in der ACT als Alternative zu innerer Kontrolle, Vermeidung und Kampf vorgestellt wird. Bereitschaft ist eine zentrale Fertigkeit, die die gesamte ACT hindurch praktiziert wird und die im Kontext jedes der sechs Kernprozesse der ACT kultiviert wird (Luoma, Hayes & Walser, 2007). Es ist wichtig, zu betonen, dass Bereitschaft kein „Einmal-und-dann-nie-wieder"-Ereignis ist; es ist sogar höchst wahrscheinlich, dass Klienten im Laufe der Therapie wiederholt in die Kontroll- und Kampfagenda zurückfallen. Diese Augenblicke müssen nicht als Rückschlag betrachtet werden, denn sie bieten dem Klienten weitere Gelegenheiten, den Kampf zu bemerken und „das Seil loszulassen" (Zettle, 2007). Bei der ersten Vorstellung von Bereitschaft geht es nicht darum, dass der Klient die Natur des Konzepts schon vollkommen versteht, sondern darum, den Raum und die Hintergründe für die nachfolgende Arbeit an Akzeptanz, Defusion, Achtsamkeit und Werten zu schaffen.

21. | Aktive Akzeptanz fördern

Parallel zu der Ermutigung der Klienten, eine unbrauchbare Veränderungsagenda loszulassen (etwa durch das Untergraben von Erlebensvermeidung), kultivieren ACT-Therapeuten die Fertigkeiten und Verhaltensweisen ihrer Klienten im Hinblick auf Akzeptanz. Dabei wird Erlebenskontrolle als Verhaltensübersteigerung angesehen, die abgeschwächt werden muss, und Akzeptanz wird als Verhaltensdefizit angesehen, das gleichzeitig zu stärken ist (Zettle, 2007).

Die „Treibsand"-Metapher (Hayes et al., 1999) veranschaulicht Bereitschaft und Akzeptanz als *aktiven* Prozess des Annehmens von Erfahrungen, die zuvor vielleicht vermieden wurden. Diese Metapher ist insbesondere hilfreich für die Einführung in die Arbeit an der Akzeptanz, da viele Klienten bereits einmal die Äußerung gehört haben, dass es kontraproduktiv ist, herumzustrampeln, wenn man in Treibsand steckt. Um den Treibsand zu überleben, muss man zunächst den starken Wunsch, zu kämpfen und herumzustrampeln, *loslassen* und den Körper dann weit ausbreiten, um *möglichst viel Kontakt* zum Sand herzustellen, damit man weiter oben schwimmt (siehe Luoma, Hayes & Walser, 2007, S. 37–38). Eben diese beiden Verhaltensweisen stellen die aktive Akzeptanz unerwünschter privater Ereignisse dar.

Um die Fähigkeiten zur Akzeptanz auf Seiten des Klienten aufzubauen, nutzen ACT-Therapeuten diverse erlebnisbasierte Strategien, die unverteidigten Kontakt mit schwierigen privaten Ereignissen im gegenwärtigen Augenblick ermöglichen (Strosahl et al., 2004). Die in diesem Kapitel diskutierten Interventionen zur Förderung der Akzeptanz konzentrieren sich hauptsächlich darauf, die Bereitschaft zum Erleben unerwünschter Emotionen und körperlicher Empfindungen auf Seiten der Klienten zu steigern, während die Defusionsarbeit in Kapitel 22 und 23 darauf abzielt, übermäßige Verflochtenheit mit dem literalen Inhalt unerwünschter Kognitionen zu reduzieren. Allerdings sind Akzeptanz und Defusion funktional verwandte Prozesse (im Zustand der Defusion sind Gedanken leichter zu akzeptieren), und die hier beschriebenen Interventionen können leicht auf kognitive Inhalte ausgedehnt werden, um Defusion zu fördern (Zettle, 2007).

Die Physikalisierungsübung

Die Physikalisierungsübung, die aus der Gestalttherapie entlehnt wurde, nutzt die Distanz, die zwischen einem Beobachter und physischen Objekten besteht (Hayes et al., 1999). Während der Übung wird der Klient gebeten, sich einer schwierigen Emotion oder Empfindung gegenüber so zu verhalten, als sei es ein Objekt, das sich zeitweilig außerhalb seiner Haut befindet.

Zur Vorbereitung auf die Übung wird der Klient aufgefordert, die Augen zu schließen, sich seiner körperlichen Empfindungen im gegenwärtigen Augenblick gewahr zu sein und dann Kontakt mit einer kürzlich erlebten oder noch andauernden Situation herzustellen, die mit einer unerwünschten Emotion assoziiert ist. Der folgende Therapieauszug setzt kurz nach dem Beginn einer Physikalisierungsübung mit einer Klientin ein, die mit einem starken Gefühl von Wut gegenüber einer entfremdeten Schwester kämpft:

THERAPEUT: Und wenn Sie sich gestatten, über diese Situation mit Ihrer Schwester nachzudenken, bemerken Sie dann, wie die Wut in Ihnen aufsteigt?

KLIENTIN: Es ist immer da, sobald ich an Marion denke. *[Der Therapeut bittet die Klientin, darauf zu achten, wo in ihrem Körper sie diese Emotion spürt, und ob sie bereit wäre, einige Zeit lang einfach nur mit dem Gefühl zusammenzusitzen. Anschließend fährt er mit den folgenden Instruktionen fort.]*

THERAPEUT: Gut. Jetzt möchte ich Sie bitten, sofern Sie bereit dazu sind, einen Schritt zurückzutreten und dieses Gefühl genauer zu betrachten. Hierzu stellen Sie sich bitte vor, Sie hätten das Gefühl von Wut aus sich herausgezogen und es liegt jetzt direkt vor Ihnen auf dem Boden, vielleicht dreißig Zentimeter von Ihnen entfernt.

KLIENTIN: Okay.

THERAPEUT: Wenn das Gefühl der Wut ein physikalischer Gegenstand wäre, wie würde es dann aussehen?

KLIENTIN: Es ist ein brennender roter Ball, der sich schnell und unkontrolliert dreht.

THERAPEUT: Klingt, als hätten Sie es wirklich hinausbekommen. Wie groß ist es?

KLIENTIN: Ich weiß nicht, es sieht aus, als würde es wachsen. Es ist ungefähr so groß wie ein Fußball.

THERAPEUT: Schön. Was für eine Oberfläche hat es?

KLIENTIN: Es zischt und summt. Ein Ball aus feuriger Energie. Sieht aus, als wäre es heiß.

THERAPEUT: Und wie fühlt es sich an, wenn Sie es so wie jetzt nach draußen befördert haben?

KLIENTIN: Ich weiß nicht. Es ist nicht angenehm. Ich möchte mich nicht mehr so fühlen, denn es hält mich davon ab, meiner Schwester zu verzeihen. Dort draußen sieht es nicht so schlimm aus.

Therapeut: Okay. Jetzt betrachten Sie Ihre Wut noch mal genauer. Ist sie immer noch genauso wie vorhin, oder hat sie sich irgendwie verändert?

Die Klienten können während dieser Übung gebeten werden, eine breite Palette physikalischer Eigenschaften zu beschreiben, darunter Größe, Gewicht, Farbe, Oberfläche, Kraft und Geschwindigkeit. Sobald eine erste Emotion auf diese Weise beschrieben wurde, werden die Klienten aufgefordert, auf alle starken Reaktionen (wie Furcht, Abscheu oder Widerstreben), die diese Emotion hervorruft, zu achten. Wenn eine Reaktion bemerkt wird, wird der Klient aufgefordert, diese Reaktion außerhalb seiner Haut zu platzieren, neben das ursprüngliche Emotionsobjekt, und seine physikalischen Eigenschaften auf dieselbe Weise zu beschreiben wie zuvor. Diese zweite Reaktion beschreibt im Wesentlichen die Perspektive (oder den Kontext), aus dem der Klient die erste Emotion erlebt (beispielsweise als etwas, das gefürchtet oder vermieden werden muss). Dann kann der Klient gebeten werden, noch einmal auf das erste Objekt zurückzukommen, um zu prüfen, ob sich dieses auf irgendeine Weise verändert hat. Am Ende der Übung bittet der Therapeut den Klienten, die physikalisierten Emotionen wiederum in seiner Haut „willkommen zu heißen". Dieser letzte Teil ermutigt den Klienten, eine akzeptierende Haltung gegenüber den beschriebenen privaten Erlebnissen einzunehmen.

Im Anschluss an eine Physikalisierungsübung berichten Klienten manchmal von einer Reduzierung von Größe oder Macht der unangenehmen Emotion. Allerdings sagen ACT-Therapeuten niemals, dass dies der Zweck oder die Erwartung hinter der Übung wäre (Hayes et al., 1999). Vielmehr besteht das Ziel für Klienten darin, unverteidigten Kontakt mit zuvor vermiedenen Emotionen aufzunehmen, während gleichzeitig eine gesunde Distanz zwischen der Person, die die Emotion erlebt, und der Emotion an sich hergestellt wird. Neben der Förderung von Akzeptanz und Bereitschaft steigert diese Art von Intervention auch den Kontakt mit dem Selbst-als-Kontext (siehe Kapitel 25) und ermöglicht die Defusion durch die Objektifizierung psychischer Inhalte (siehe Kapitel 23).

Mit einer schwierigen Emotion einfach nur zusammensitzen

Schwierige Emotionen, die während der Sitzung in Erscheinung treten, liefern eine exzellente Gelegenheit zum Üben und Weiterentwickeln der Akzeptanz-Fertigkeiten. Mögliche Hinweise darauf, dass ein Klient eine schwierige Emotion vermeidet, sind plötzliche Veränderungen in Thema oder Tonfall des Gesprächs, vermehrte Körperspannung, unbehagliches Hin- und Herrutschen auf dem Stuhl, Aggressivität gegenüber dem Therapeuten oder repetitive Formen des Denkens und Sprechens (Luoma, Hayes & Walser, 2007; Pierson & Hayes, 2007). In solchen Momenten streben ACT-Therapeuten danach, die Dinge ein wenig zu entschleunigen und dem Klienten dabei zu helfen, mit den schwierigen Erlebnissen, die sich in diesem Moment zeigen, „einfach nur zusammenzusitzen". Die Klientin im folgenden Beispiel hat Anzeichen für die Vermeidung der starken Gefühle, die mit dem Auseinanderbrechen einer langjährigen Beziehung zusammenhängen, gezeigt:

THERAPEUT: Ich spüre, dass das hier Ihnen Probleme bereitet, Sophie. Um ehrlich zu sein, auch mir ist jetzt, wo wir das hier durchgehen, ein wenig unbehaglich. Lassen Sie uns die Dinge also ein wenig entschleunigen, damit wir alles, was sich hier zeigt, wirklich bemerken. Möchten Sie Ihre Augen einen Moment lang schließen? *[Klientin und Therapeut schließen die Augen.]* Nehmen Sie sich kurz Zeit, um die Empfindungen in Ihrem Körper zu beobachten, während Sie in Ihrem Stuhl sitzen; achten Sie auf die Empfindungen in Ihren Händen; achten Sie auf die Empfindungen in Ihren Füßen, wie sie auf dem Boden ruhen; verschaffen Sie sich einfach eine gute Wahrnehmung Ihres gesamten Körpers in diesem Moment ... Jetzt schauen Sie einmal, ob Sie die Gefühle oder Empfindungen bemerken, die bei Ihnen aufkommen, während wir über Aaron reden. Was bemerken Sie?

KLIENTIN: *[Weinend]* Ich fühle mich so gedemütigt von der Art, wie er mich behandelt hat.

THERAPEUT: Okay. Nehmen Sie sich Zeit, Sophie. Könnten Sie sich selbst gestatten, sich dieses Gefühl von Demütigung einen Moment lang spüren zu lassen? Wo in Ihrem Körper spüren Sie es?

KLIENTIN: Hmm ... in meiner Magengrube habe ich ein sehr saures Gefühl. Es tut weh, wie ein Messerstich.

THERAPEUT: Okay. Verweilen Sie noch ein wenig bei diesem Gefühl. Verbringen Sie einige Momente damit, dieses Gefühl einfach nur zu beobachten. Sie müssen gar nichts damit tun. Könnten Sie sich dem Gefühl gegenüber ein wenig öffnen, sodass Sie es genauer beobachten können? Versuchen Sie, ob Sie bereit dazu sein können, hier einfach nur mit dem Gefühl zusammenzusitzen, anstatt dagegen zu kämpfen ...

Auf dieselbe Weise können Klienten gebeten werden, andere private Ereignisse zu beobachten, die im gegenwärtigen Augenblick erlebt werden, wie Gedanken, Erinnerungen, Bewertungen, Verhaltensimpulse oder Veränderungen in den körperlichen Empfindungen. Diese Erlebnispausen können sehr kurz sein (vielleicht einige Minuten) oder aber zu längeren Achtsamkeitsübungen ausgedehnt werden, die das Gewahrsein des gegenwärtigen Augenblicks steigern sollen (siehe Kapitel 24). Das Ziel ist, dem Klienten häufige Gelegenheiten zu bieten, bei denen er üben kann, bei schwierigen privaten Ereignissen vollkommen präsent zu sein, ohne zu versuchen, ihre Form oder Häufigkeit zu verändern.

Die „Blechbüchsenmonster"-Übung

Eine weitere zentrale Übung zu Akzeptanz und Achtsamkeit ist als die „Blechbüchsenmonster"-Übung bekannt (Hayes et al., 1999). In dieser Erlebnisübung hilft der ACT-Therapeut dem Klienten dabei, längeren Kontakt mit einer Vielzahl von unerwünschten Gedanken, Empfindungen, Gefühlen und Erinnerungen herzustellen, sofern es für den Klienten in Ordnung ist, diese Erlebnisse zu haben (Twohig & Hayes, 2008). Der Titel der Übung spiegelt wider, dass eine psychische Schwierigkeit (wie Angst) zerlegt werden soll, um die Bereitschaft zum Erleben jedes ihrer Elemente (wie den vielfältigen Gedanken, Emotionen und körperlichen Empfindungen, die Angst ausmachen) zu steigern. Die Übung wird wie folgt vorgestellt (angepasst nach Hayes et al., 1999):

THERAPEUT: Sich der eigenen Angst zu stellen, kann ein bisschen so sein, wie einem riesigen Blechbüchsenmonster gegenüberzutreten. Das Monster sieht wirklich zum Fürchten aus, wie es dort steht, zehn Meter groß, und Sie haben vermutlich das Gefühl, Sie hätten keine andere Wahl, als es zu bekämpfen, damit es Sie nicht überwältigt. Wenn Sie das Monster jedoch in seine einzelnen Teile zerlegen – rostige alte Blechbüchsen, ein bisschen Schnur und Draht –, dann erscheint es in der Regel weniger bedrohlich. Sobald es in seine einzelnen Teile zerlegt ist, kann es viel leichter sein, den ständigen Kampf loszulassen, damit Sie damit fortfahren können, sich ein Leben aufzubauen, das Ihren Werten entspricht.

Anschließend bittet der Therapeut den Klienten, an eine schwierige Situation oder ein schwieriges Ereignis zu denken, um unerwünschte körperliche Empfindungen, Gefühle, Verhaltensimpulse und Gedanken hervorzurufen. Dabei wird der Klient ermutigt, jedem dieser Bereiche gegenüber offen zu sein und sie nacheinander zu beobachten und zu beschreiben, wobei er jeweils einige Zeit damit verbringt, jeden Widerstand oder jeden Kampf gegen jedes Erlebnis loszulassen. Während dieses Prozesses ist der Klient keineswegs passiv, sondern beantwortet die Bitten des Therapeuten, jedes Erlebnis kurz zu beschreiben. Der Therapeut modelliert die gesamte Zeit über Akzeptanz, indem er eine authentische Haltung nicht urteilender Neugier gegenüber all den vom Klienten beschriebenen privaten Ereignissen einnimmt. Diese Haltung vermittelt die Botschaft, dass man vor keinem der in dieser Übung hervorgerufenen Erlebnisse fliehen, es vermindern oder es verändern müsste (siehe Hayes et al., 1999, S. 171–174; Twohig & Hayes, 2008, S. 115–132; oder dt.: Hayes et al. (1999/2013), S. 182–185, für detailliertere Beschreibungen dieser Intervention).

Der Einsatz der imaginativen Exposition in der Blechbüchsenmonster-Übung macht diese zu einer sinnvollen Ergänzung der direkteren Exposition, die in der Wertearbeit der ACT durchgeführt wird (Varra & Follette, 2004). Aufgrund ihrer Länge und ihres breitgefächerten Einsatzbereiches hat diese Übung das Potenzial, eine Reihe der miteinander verbundenen Prozesse der ACT zu kultivieren. In der Folge sollte sie erst in späteren Phasen der Therapie eingeführt werden, wenn die Klienten genug Gelegenheit hatten, eine hinreichend starke Fertigkeitsbasis in Bezug auf Defusion, Akzeptanz und Achtsamkeit aufzubauen.

22. | Kognitive Defusion I: Die Veränderung sprachlicher Konventionen

Die ACT unterstützt Klienten bei der Defusion von kognitiven Inhalten, die als Blockade in Bezug auf als wertvoll eingeschätzte Orientierungen fungieren. Defusion kann durch diverse verbale Beziehungen erfolgen, darunter automatische Gedanken, Selbstkonzepterstellungen, Begründungen und sogar noch elaborierteres Material wie die Lebensgeschichte des Klienten.

Die ACT beinhaltet ein beeindruckendes Feld an Metaphern, erlebnisbasierten Übungen und sprachlichen Konventionen, die Defusion fördern. In diesem Kapitel konzentrieren wir uns darauf, wie die ACT bestimmte sprachliche Konventionen nutzt, um die Bindung der Klienten an den literalen Inhalt problematischer Gedanken zu lösen, sodass die Verhaltensflexibilität in Gegenwart solcher Gedanken gesteigert wird. In Kapitel 23 beschreiben wir dann Interventionen, die den Verstand (und seine Produkte) als separates Wesen behandeln und so eine gesunde psychische Distanz zwischen Klienten und dem Inhalt ihres Verstandes herstellt.

Bevor wir uns mit diesen Interventionen befassen, ist es wichtig, einiges von der Sprache zu erörtern, die in der ACT zur Herausstellung der erlebnisbezogenen Unterscheidung zwischen Fusion und Defusion genutzt wird. Erstens wird in der ACT zwischen dem *Abkaufen* von Gedanken und dem *Haben* von Gedanken unterschieden. „Abkaufen" deutet auf Fusion hin – ein psychischer Kontext, in dem auf der Ebene literaler Bedeutung auf Gedanken reagiert wird. So könnte beispielsweise ein Klient seinem Verstand den Gedanken „Ich bin langweilig" abkaufen und sich in der Welt so verhalten, als ob dies zuträfe (etwa, indem er soziale Kontakte vermeidet). Einen Gedanken „haben" deutet hingegen auf Defusion hin – die Loslösung von der literalen Bedeutung des Gedankens und das Erleben des Denkens als fortdauernden Verhaltensprozess (etwa *„Ich habe gerade jetzt den Gedanken, der sagt ‚Ich bin langweilig'"*; Luoma, Hayes & Walser, 2007). Ebenso stellt die ACT die erlebnisbasierte Natur der Defusion als den Blick *auf* die eigenen Denkinhalte (Defusion) im Gegensatz zum Blick auf die Welt *von diesen Inhalten* aus oder *durch diese Inhalte* (Fusion) dar.

Die „Milch-Milch-Milch"-Übung

Die vielleicht bekannteste ACT-Defusionstechnik ist die „Milch-Milch-Milch"-Übung (Hayes et al., 1999, S. 154–156). Der folgende Therapieauszug stammt von einer Sitzung mit einem Klienten, der in der Vergangenheit mit einem Gefühl von Schwäche in persönlichen und beruflichen Beziehungen gekämpft hatte:

THERAPEUT: Möchten Sie noch eine weitere kleine Übung ausprobieren?

KLIENT: Okay.

THERAPEUT: Gleich sage ich ein alltägliches Wort und Sie sagen mir, welche Bedeutung Ihnen dazu spontan einfällt. Okay, das Wort ist „Milch" – welche Bedeutungen oder Assoziationen kommen Ihnen dazu in den Sinn?

KLIENT: Das tue ich mir in den Tee ... Es ist weiß und cremig ... Es kommt von Kühen.

THERAPEUT: Okay, schön. Auch wenn wir hier keine *reale* Milch haben, ist es fast so, als ob wir gerade auf der psychologischen Ebene Milch in den Raum gebracht haben, nur indem wir das Wort sagten oder dachten. Jetzt kommt der etwas schräge Teil der Übung. Ich möchte, dass wir gemeinsam das Wort „Milch" für etwa eine Minute immer wieder sagen und dabei beobachten, was passiert. Möchten Sie diese Übung mit mir durchführen?

KLIENT: *[lacht]* Laut? Natürlich.

THERAPEUT: Also, ich möchte, dass Sie sich während der Übung auf das Aussprechen des Wortes konzentrieren. Hören Sie Ihrer Stimme zu und fühlen Sie das Wort auf den Lippen. Okay? Fangen wir an. *[Der Therapeut und der Klient wiederholen das Wort „Milch" für etwa eine Minute. Während dieser Zeit ermutigt der Therapeut den Klienten regelmäßig, das Wort schneller und lauter auszusprechen und wirklich auf den Klang zu achten.]*

THERAPEUT: Und stopp. Danke, dass Sie bei dieser seltsamen Übung mitgemacht haben! Was haben Sie dabei bemerkt?

KLIENT: Es klang gar nicht mehr wie Milch.

THERAPEUT: Wie klang es dann?

KLIENT: Ich weiß nicht, eher wie „Muul, Muul, Muul". Ich fand es schwierig, gleichzeitig zu sprechen und zu atmen, und als wir schneller gesprochen haben, ging mir das „ilch" am Ende irgendwie verloren.

THERAPEUT: Was ist mit der Bedeutung des Wortes – die weiße und cremige Substanz, die Sie sich in den Tee tun? Wo war das?

KLIENT: Oh. Ich glaube, das habe ich völlig vergessen. Ich habe nicht mehr an Milch gedacht, ich habe nur noch mir selbst zugehört, wie ich versuchte, das Wort auszusprechen, die Laute zu äußern.

THERAPEUT: Mir ging es genauso. Die Bedeutung des Wortes – die Milch – ist irgendwie verdampft, wenn Sie das Wortspiel entschuldigen. Jetzt würde ich dies hier gern etwas weiter führen. Ich möchte, dass wir genau dasselbe mit dem tun, was Ihr Verstand Ihnen darüber sagt, dass Sie in Ihrer Beziehung *[die Partnerin des Klienten]* mit Shelley und Ihrer Beziehung mit einigen Arbeitskollegen schwach sind ...

KLIENT: Mmmmm. *[Klient wirkt wenig begeistert.]*
THERAPEUT: Kochen wir *das* mal auf ein einziges Wort herunter – „schwach". Möchten Sie dieselbe Übung noch mal durchführen, nur dass wir dieses Mal das Wort „schwach" immer wieder sagen?
KLIENT: Versuchen wir's mal. *[Klient und Therapeut wiederholen eine Minute lang das Wort „schwach".]*
THERAPEUT: Was haben Sie bemerkt?
KLIENT: Seltsam. *[Klient blickt finster und wird still.]*
THERAPEUT: *[nach einem Moment]* Was empfinden Sie, John?
KLIENT: Ich bin nicht sicher. Es ist seltsam, wissen Sie, ich wollte das eigentlich gar nicht sagen. Aber es immer wieder auszusprechen machte es ... also, irgendwie weniger wichtig oder so. Wenn man das so sagt, ist es nur ein Wort.

Die „Milch-Milch-Milch"-Übung erzeugt absichtlich einen Kontext, in dem die abgeleitete Funktion eines Wortes (seine literale Bedeutung) in den Hintergrund tritt, während die direkteren Funktionen des Wortes (wie es klingt und sich anfühlt) stärker hervortreten (Hayes & Smith, 2005). Das Ziel hier ist eine vorübergehende *Deliteralisierung* des Wortes, damit der Klient es als das erleben kann, was es wirklich ist (Hayes et al., 1999). Dabei geht es nicht darum, die Häufigkeit, mit der der Klient Gedanken an seine vorgebliche Schwäche erlebt, zu reduzieren, sondern um die Reduzierung des Ausmaßes, in dem solche Gedanken mit wertekonsistentem Verhalten interferieren.

Bei anderen verwandten Defusionsstrategien werden die Klienten dazu ermutigt, provokative automatische Gedanken oder Selbstkonzeptualisierungen sehr langsam oder sehr schnell zu sagen, negative Gedanken auf lustige Art auszusprechen (etwa als Donald Duck, Tweety der Vogel oder Darth Vader) oder Gedanken zur Melodie bekannter Kinderlieder zu singen (siehe beispielsweise Hayes & Smith, 2005; Strosahl et al., 2004). Solche Techniken bringen etwas Humor in den Prozess ein und bewirken oft eine Veränderung in der Art, wie der Klient auf zuvor verstörende kognitive Inhalte reagiert.

Die Defusionsarbeit ist immer mit den Werten des Klienten verbunden. So würde man den Klienten im obigen Beispiel etwa ermuntern, den Gedanken „Ich bin schwach" *als Gedanken* zu erleben, während er Verhaltensweisen identifiziert und ausführt, die mit dem Typ von Partner und Arbeitskollegen, mit dem er sich gern umgeben möchte, konsistent sind. Die Botschaft hier lautet, dass private Ereignisse in einem Kontext der Defusion nicht als Blockaden für ein wertekonformes Leben fungieren müssen.

Das Untergraben des Begründens

Es kommt häufig vor, dass Klienten die Gegenwart schwieriger psychischer Inhalte als Grund für die Nichtausführung von Handlungen im Einklang mit den eigenen Werten angeben. Oft deutet der Gebrauch der erklärenden Begriffe *aber* oder *weil* in der selbstreferentiellen Rede des Klienten darauf hin:

- „Ich möchte ja wieder arbeiten, *aber* ich bin immer noch zu depressiv."
- „Ich bin nicht zu der Hochzeit gegangen, *weil* ich mir Sorgen darüber gemacht habe, dass keiner mit mir reden würde."
- „Ich liebe meine/n Partner/in, *aber* er / sie macht mich so wütend."
- „Ich wollte wirklich nichts trinken, *aber* ich habe mich einfach so fertig gefühlt."

Aus Sicht der ACT veranschaulichen solche Aussagen die Art, auf die Sprache kognitive Fusion und Erlebensvermeidung unterstützt. Der Gebrauch des Wortes *aber* in den obigen Aussagen schließt die Möglichkeit wertekonformen Verhaltens (wie etwa, ein liebender Partner zu sein) angesichts schwieriger Gedanken und Gefühle (wie Wut und Frustration) praktisch aus. Die unterliegende Botschaft lautet „Ich kann nicht liebevoll gegenüber meinem Partner sein *und* ich bin wütend auf ihn". Solche verbalen Fallen legen nahe, dass schwierige Inhalte zuerst verändert werden müssten, bevor lebensverbesserndes Verhalten auftreten kann.

Demgegenüber postuliert die ACT, dass ein wertekonformes und vitales Leben auch in Gegenwart unerwünschter Gedanken und Emotionen möglich ist. Aus diesem Grund bitten ACT-Therapeuten ihre Klienten oft, alle selbstreferentiellen Verwendungen der Wörter *aber* oder *weil* durch *und* zu ersetzen (Hayes et al., 1999):

- „Ich möchte ja wieder arbeiten, *und* ich bin immer noch zu depressiv."
- „Ich bin nicht zu der Hochzeit gegangen, *und* ich machte mir Sorgen darüber, dass keiner mit mir reden würde."

Diese Modifikation der Sprache erfüllt eine Reihe von nützlichen Funktionen. Erstens bietet die Verwendung des Wortes *und* eine viel bessere Reflektion des tatsächlichen Erlebens – letztlich verspürt der Klient den Wunsch, wieder zur Arbeit zu gehen *und* einen Cluster negativer Gedanken und Emotionen. Zweitens sind Aussagen wie *aber* oder *weil* eher geeignet, die Klienten in einen aussichtslosen Kampf mit den Gedanken und Gefühlen, die wertekonformem Handeln scheinbar im Weg stehen, hineinzuziehen. Schließlich eröffnet *und* viele weitere Möglichkeiten für effektives Handeln, die einfach nicht existieren, wenn private Ereignisse als valide Gründe für Verhalten genommen werden (Eifert & Forsyth, 2005; Hayes et al., 1999).

Defusion nicht hilfreicher Lebensgeschichten

Eine elaboriertere Form des Begründens zeigt sich in den Erklärungen oder „Geschichten", die Klienten in Bezug auf die Ursprünge oder das Fortbestehen ihrer gegenwärtigen Schwierigkeiten liefern. Dabei spielt in der Regel Fusion mit einer oft wiederholten lebensgeschichtlichen Analyse, weshalb die Probleme ursprünglich aufgetreten sind, eine Rolle (etwa Beziehungsende, Misshandlungs-/Missbrauchserfahrungen, schlechte Behandlung durch andere Menschen etc.; Zettle, 2004). Betrachten Sie beispielsweise einen depressiven und isolierten Klienten, der zu seinen Werten zählt, ein enges und verbundenes Verhältnis zu anderen Menschen zu pflegen, und dennoch in einer Geschichte verfangen bleibt, die besagt „Ich kann keine engen Beziehungen haben, wegen der Art, wie ich als Kind behandelt worden bin". Engagement in engen interpersonellen Aktivitäten ist weniger wahrscheinlich, solange der Klient strikt an die „Wahrheit" dieser Art von Geschichte gebunden ist.

Um übermäßige Fusion zu untergraben, konzentriert sich die ACT auf die Funktion anstatt auf den spezifischen Inhalt der Geschichte eines Klienten. Das Problem dabei ist nicht so sehr, ob eine Geschichte wahr ist oder nicht, sondern ob übermäßige Fusion mit der Geschichte starre und vermeidende Verhaltensmuster unterstützt. Eine der Defusionsstrategien der ACT beinhaltet die Bitte an die Klienten, eine Zusammenfassung ihrer Geschichten zu schreiben, um ihre gegenwärtigen Probleme zu erklären. Alle Fakten und Ereignisse, die in der Geschichte enthalten sind, werden unterstrichen (Begründungen, oft durch das Wort *weil* angezeigt, werden ignoriert). Dann werden die Klienten gebeten, ein alternatives Narrativ zu erschaffen, in dem sie dieselben Fakten und Ereignisse verwenden, aber dieses Mal mit einer komplett anderen Bedeutung und einem komplett anderen Ergebnis. Wenn nötig, kann eine Reihe von unterschiedlichen Geschichten und Ergebnissen erschaffen werden, indem man die Fakten aus der ursprünglichen Geschichte verwendet. Durch die Erschaffung alternativer Geschichten können Klienten damit beginnen, autobiographische Narrative als verbal konstruiert zu betrachten, und die Erzählung ihrer Lebensgeschichte kann im Hinblick auf die Brauchbarkeit bewertet werden (etwa „Und wozu dient diese Geschichte jetzt?") anstatt auf der Ebene der literalen Wahrheit oder des Abkaufens (Hayes et al., 1999; Luoma et al., 2007). Dieser Prozess zielt darauf ab, die Dominanz zu reduzieren, die nicht hilfreiche Lebensgeschichten über das Verhalten des Klienten ausüben, um so die Verhaltensflexibilität zu steigern. Defusion von dieser Art von Material muss mit authentischer Empathie durchgeführt werden; einige hilfreiche Beispiele zur Vorstellung und Durchführung dieser Arbeit finden sich bei Luoma, Hayes und Walser (2007), Hayes und Smith (2005) und Zettle (2007).

23. | Kognitive Defusion II: Die Vergegenständlichung psychischer Inhalte

Wie wir bereits gesehen haben, nutzt die ACT Übungen zur Sprache im Zustand der Defusion, die den Verstand (und seine Produkte) fast als separates Wesen behandeln. So stellen ACT-Therapeuten ihren Klienten routinemäßig Fragen wie „Und was sagt Ihnen Ihr Verstand dazu?" oder „Wer hat hier das Sagen – Sie oder Ihr Verstand?" und ermutigen die Klienten auch regelmäßig: „Bedanken Sie sich bei Ihrem Verstand" für bestimmte Bruchstücke bewertenden Geschwätzes. Um die Defusion zu unterstützen, könnte ein ACT-Klient sogar aufgefordert werden, seinem Verstand einen verspielten Spitznamen zu geben (wie „Plaudertasche" oder „Brummbär", Luoma, Hayes & Walser, 2007; Zettle, 2007).

In diesem Kapitel erörtern wir weitere Defusionsinterventionen, die auf ähnliche Weise funktionieren, indem sie die Klienten dazu auffordern, sich gegenüber Gedanken und anderen privaten Ereignissen so zu verhalten, als seien es externe Gegenstände (auch die in Kapitel 21 beschriebene Physikalisierungsübung ist hier relevant). Diese Interventionen betonen den gesunden psychischen „Abstand", der zwischen Gedanken und der denkenden Person besteht, und sie ermutigen Klienten, schwierige psychische Inhalte aus einer eher nicht urteilenden Position heraus zu beobachten.

Übungen mit Gedanken auf Karten

Wenn der Klient schwierige Gedanken auf kleine Karten schreibt, so dient dies einer Reihe von ACT-Prozessen. Um beispielsweise die Anstrengung zu verdeutlichen, die oft in den Versuch der Vermeidung solcher Gedanken involviert ist (also zum Untergraben von Erlebensvermeidung), schleudert der Therapeut die Karten rasch in den Schoß des Klienten, eine nach der anderen, wobei der Klient zuvor instruiert wurde, jede Karte wegzuschlagen, um sicherzustellen, dass keine wirklich in Kontakt mit seinem Schoß kommt. Anschließend wird der Klient aufgefordert, die Karten einfach irgendwo landen zu lassen, ohne zu versuchen, sie abzuwehren. Dabei soll der Klient den Unterschied im Ausmaß der Anstrengung beachten, das die beiden Strategien erfordern.

Als Geste der Bereitschaft kann ein ACT-Klient gebeten werden, zielgerichtete alltägliche Aktivitäten außerhalb der Sitzung auszuführen, während er die Gedankenkarten in der Tasche trägt. Dies liefert eine physische Metapher dafür, zum Erleben auch provokativer Gedanken *als Gedanken* bereit zu sein, während gleichzeitig im Einklang mit den eigenen Werten stehendes Verhalten ausgeführt wird.

Die „Mit-dem-Verstand-spazieren-gehen"-Übung

Die „Mit-dem-Verstand-spazieren-gehen"-Übung (Hayes et al., 1999, S. 162–163) liefert eine machtvolle erlebnisbezogene Demonstration von Defusion. Diese Übung ermöglicht in der Regel die folgenden Lernerfahrungen:

- Der Verstand sendet einen konstanten Strom an bewertendem (und oft nicht hilfreichem) „Geplapper" aus.
- Der Verstand hat nicht das Sagen; der Klient kann frei handeln, egal, was der Verstand sagt.
- Wo immer man hingeht, man nimmt den Verstand mit.

Um die Übung durchzuführen, nimmt der Therapeut die Rolle des „Verstandes" des Klienten ein. Der Klient bekommt die Instruktion, draußen für fünf Minuten spazieren zu gehen; der Therapeut folgt ihm dicht auf und plappert dabei ständig (wie der Verstand es nun mal tut): beschreibend, zweifelnd, bewertend, analysierend, problemlösend, ermutigend, voraussagend, sorgenvoll, kritisierend, warnend und so fort. Idealerweise wird der Therapeut bereits von einigen kognitiven Inhalten des Klienten Kenntnis haben und diese in die Übung einflechten. Der Klient wird instruiert, sich nicht mit dem Verstand auseinanderzusetzen oder mit ihm zu kommunizieren, sondern einfach nur präsent zu bleiben und zu gehen, wohin immer er gehen will, während er das Geplapper des Verstandes in nicht urteilender Weise zur Kenntnis nimmt. Nach fünf Minuten tauschen Therapeut und Klient die Rollen, sodass der Klient erlebt, wie es ist, der Verstand zu sein. Schließlich soll der Klient weitere fünf Minuten lang einen achtsamen Spaziergang durchführen, und dieses Mal in nicht urteilender Weise das Geplapper seines eigenen Verstandes beobachten.

Die „Fahrgäste-im-Bus"-Metapher

Die „Fahrgäste-im-Bus"-Metapher ist eine weitere äußerst vielseitige ACT-Intervention (Hayes et al., 1999, S. 157–158). In dieser Metapher ist der Klient der Fahrer eines Busses (dem „Bus des Lebens"), der voller Fahrgäste ist (von denen einige furchteinflößend und unangenehm aussehen). Die Fahrgäste repräsentieren die Gedanken, Emotionen, Erinnerungen, Empfindungen, Verhaltensimpulse etc. des Klienten. Der Klient wird ermutigt, die Fahrtrichtung des Busses als Repräsentation seiner gewählten Werte zu betrachten und die „nicht hilfreichen" Fahrgäste als die schwierigen psychischen Inhalte, denen man auf dem Weg unvermeidlicherweise begegnen wird. Die Idee ist, dass einige Fahrgäste versuchen, den Fahrer zu zwingen, den Bus anzuhalten oder in eine Richtung zu fahren, die nicht mit seinen Werten in Einklang steht. Der Versuch, unbotmäßige Fahrgäste zu besänftigen oder zu entfernen, wird in der Metapher als kontraproduktiv und kostenintensiv dargestellt – der Fahrer kann den Bus nicht in die von ihm gewählte Richtung lenken, während er mit unerwünschten Fahrgästen kämpft oder mit ihnen Kompromisse aushandelt.

Wie auch die vorigen Defusionsübungen fördert diese Metapher Defusion durch die Vergegenständlichung provokativer psychischer Inhalte. Weiterhin aktiviert dieselbe Metapher gleichzeitig die anderen Kernprozesse der ACT. So wird beispielsweise Erlebensvermeidung untergraben, indem man herausstellt, wie Menschen die Kontrolle über ihr Leben verlieren, wenn sie versuchen, schwierige Gedanken und Gefühle zu kontrollieren (Orsillo et al., 2004). Ebenso fördert die Metapher wertekonformes Leben, indem sie Klienten bei der Loslösung von literalen psychischen Inhalten hilft, die ansonsten als Hindernisse für werteorientiertes Handeln fungieren würden (siehe Kapitel 28).

24. | Die Kultivierung von Achtsamkeit zur Förderung des Kontaktes mit dem gegenwärtigen Augenblick

Die Verbesserung der Fähigkeit des Klienten, mit dem gegenwärtigen Augenblick Kontakt herzustellen, ist ein Kernprozess der ACT, der wiederum jedem anderen Prozess im Hexaflex-Modell dient. Dementsprechend nutzt die ACT eine breite Palette an Achtsamkeitsübungen, die ein akzeptierendes und nicht urteilendes Gewahrsein des eigenen Erlebens, während sich dieses im Hier und Jetzt entfaltet, ermöglicht (Luoma, Hayes & Walser, 2007; Wilson & DuFrene, 2009).

Die Achtsamkeitsstrategien, die in der ACT zum Einsatz kommen, beginnen in der Regel mit relativ einfachen Achtsamkeitsübungen, wie alltäglichen Aufgaben mit voller Aufmerksamkeit zu begegnen, und entwickeln sich dann zu formaleren Achtsamkeitsmeditationspraktiken wie achtsamem Atmen und dem „Zur-Kenntnis-Nehmen" des Denkens und Fühlens als fortwährender Prozess (Eifert & Forsyth, 2005; Zettle, 2007). Während die Klienten in diese strukturierten und täglich durchzuführenden Achtsamkeitsübungen eingeführt werden, entwickeln auch die ACT-Therapeuten ihre Fertigkeiten dazu, die Aufmerksamkeit ihrer Klienten spontan auf das Erleben des gegenwärtigen Augenblicks zu lenken, wenn dies therapeutisch sinnvoll ist.

Einführung in Achtsamkeit

Bei der ersten Vorstellung von Achtsamkeitsinterventionen kann es hilfreich sein, eine kurze Psychoedukation über die fundamentale Natur dieser Fertigkeit durchzuführen. Dies beinhaltet typischerweise die folgenden Informationen:

- Achtsamkeit beinhaltet, Aufmerksamkeit auf den gegenwärtigen Augenblick zu richten und interne Ereignisse aus einer weniger urteilenden Perspektive zu betrachten.

- Achtsamkeit ist eine Fertigkeit, die sich durch regelmäßiges Üben verbessern lässt; um die Fertigkeit weiterzuentwickeln, kann es hilfreich sein, jeden Tag irgendeine Art von Achtsamkeit zu praktizieren.
- Achtsamkeitsübungen sind nicht dazu da, Ihnen bei der Reduzierung, Kontrolle oder Vermeidung unerwünschter Gedanken und Emotionen zu helfen.
- Ebenso ist Entspannung nicht das Ziel der Achtsamkeit (auch wenn die Übungen manchmal Gefühle von Ruhe oder Entspannung hervorrufen).
- Beim Praktizieren von Achtsamkeit spielt es keine Rolle, ob Ihre gegenwärtigen internen Erlebnisse angenehm oder unerwünscht sind; wichtig ist nur, dass Sie üben, Ihr Erleben bewusst zu beachten, während es sich von Moment zu Moment entfaltet.

Diese Art von Hintergrundinformationen ist darauf ausgerichtet, dass die Klienten Achtsamkeit nicht als Erlebenskontrollstrategie wahrnehmen (Zettle, 2007). Dies kann in den frühen Phasen der Therapie ein Problem sein, wenn Klienten mit hoher Wahrscheinlichkeit an eine Kontroll- / Vermeidungsagenda gebunden sind. Auch wurden manchen Klienten vielleicht zuvor Meditations- oder Atemübungen mit einem kontrollorientierten Hintergrund (etwa als Strategien zum „Leeren des Verstandes" oder zum Reduzieren schwieriger Emotionen) beigebracht. Die obige Hintergrundinformation zielt daher darauf ab, Erlebensvermeidung zu untergraben und die Wahrscheinlichkeit dafür zu reduzieren, dass Klienten den Wert von Achtsamkeit an ihrer Fähigkeit zur Reduzierung unerwünschter Gedanken, Gefühle oder Empfindungen bemessen (Zettle, 2007).

Tägliche Kultivierung von Achtsamkeit

Die einfachsten Achtsamkeitsübungen können von den frühesten Phasen der ACT an durchgeführt werden, um den Klienten dabei zu helfen, häufigeren und umfassenderen Kontakt mit ihrem Erleben des gegenwärtigen Augenblicks herzustellen. Die ersten Übungen können etwa darin bestehen, sich alltäglichen Aktivitäten wie Trinken, Essen und Gehen in jedem Moment vollumfänglich gewahr zu sein.

Eine der verbreitetsten einführenden Übungen ist das achtsame Essen einer Rosine oder eines anderen kleinen Nahrungsmittels (etwa ein Gummibärchen). Diese Technik wurde von Jon Kabat-Zinn (1990) eingeführt und hat sich seither zu einem bekannten Merkmal der achtsamkeitsbasierten kognitiven Therapie entwickelt (ABKT; Crane, 2009; Segal, Williams & Teasdale, 2002) und wurde auch in ACT-Protokolle eingebunden (Hayes & Smith, 2005; Zettle, 2007). Der Klient wird gebeten, sich allen Eigenschaften einer Rosine mit einer neugierigen Haltung und genauer Aufmerksamkeit zu widmen – ihrer Form, Größe, Farbe, Oberfläche, ihrem Geruch und dem Empfinden, das sie beim Anfassen vermittelt –, bevor er die Rosine langsam und in einem Zustand vollkommenen Gewahrseins isst, wobei er die Empfindungen des Kauens, Schmeckens und Schluckens des Nahrungsmittels in achtsamer Weise beobachtet. Solche Übungen lassen sich leicht in Hausaufgaben integrieren. Beispielsweise könnte der Therapeut gemeinsam mit den Klienten Routineaktivitäten identifizieren (wie Zähneputzen), die dann in der darauffolgenden Woche jeden Tag in achtsamer Weise ausgeführt werden sollen (siehe Hayes & Smith, 2005, für Beispielinstruktionen).

Als sanfte Einführung in formalere Achtsamkeitsmeditation kann der Klient gebeten werden, seine körperlichen Empfindungen mit einem „Body-Scan" zu beobachten, während er im Therapiezimmer sitzt. Der Klient wird gebeten, in einer aufrechten Meditationshaltung zu sitzen, mit entspannten Schultern, geschlossenen Augen und den Händen in natürlicher Haltung auf den Stuhllehnen oder im Schoß. Anschließend soll er einfach nur Kribbeln, Temperatur und Empfindungen in jedem Teil seines Körpers nacheinander beobachten (etwa Finger, Hände, Arme, Kopf, Heben und Senken der Bauchdecke bei jedem Atemzug, Fühlen des Körpers auf dem Stuhl, Beine, Füße, Zehen und ganzer Körper; Hayes & Smith, 2005). Der Therapeut bietet sanfte und zu angemessenen Zeitpunkten geäußerte Instruktionen für den Klienten, um dessen Aufmerksamkeit immer wieder zu seinen körperlichen Empfindungen zurückzuführen, wann immer seine Aufmerksamkeit von Denkinhalten ergriffen wird (hierzu zählt auch Fusion mit internen Kommentaren über die Übung selbst). Solche Übungen können anfänglich sehr kurz sein (beispielsweise fünf Minuten), aber dann nach und nach immer länger werden, während sich die Achtsamkeitsfertigkeiten des Klienten entwickeln. ACT-Therapeuten beginnen ihre Sitzungen oft mit dieser Art von kurzen Achtsamkeitsübungen, um sicherzustellen, dass der Klient (und auch der Therapeut selbst) zentriert und geistig präsent ist (Eifert & Forsyth, 2005; Luoma, Hayes & Walser, 2007).

Achtsames Atmen

Sobald die Klienten eine bessere Fähigkeit zum Kontaktieren des gegenwärtigen Augenblicks zeigen, können formalere (und vielleicht auch herausforderndere) Achtsamkeitsmeditationen eingeführt werden. Ein typischer nächster Schritt wäre die Einführung der Übung „Achtsames Atmen". Wie Zettle (2007) ausführt, ist dies ein wichtiger Schritt in der Achtsamkeitsarbeit im Rahmen der ACT, da die Übung eine Verlagerung der Aufmerksamkeit auf innere Erlebnisse (etwa die mit dem Atmen assoziierten körperlichen Empfindungen) erfordert.

Übungen zum achtsamen Atmen laufen in der Regel wie folgt ab: Zunächst wird der Klient aufgefordert, eine Meditationshaltung einzunehmen (also mit geradem Rücken, Energie in der Wirbelsäule, Händen und Armen in einer bequemen Ruheposition und geschlossenen oder gesenkten Augen). Dann wird der Klient zentriert, indem er sich einige Minuten lang auf die Empfindungen in seinem Körper während des Kontaktes mit dem Stuhl oder Boden und / oder die Geräusche und die Temperatur im Raum fokussiert. Dann bietet der Therapeut langsame und sanfte Instruktionen, um dem Klienten dabei zu helfen, das Gewahrsein des gegenwärtigen Augenblicks in seinem Atem zu verankern. Diese Art von Meditationsübungen wird oft auf CDs aufgezeichnet, um das Üben zwischen den Sitzungen zu unterstützen (einige exzellente Audioanleitungen wurden von Harris, 2008, und Williams, Teasdale, Segal & Kabat-Zinn, 2007, entwickelt). Wenn die Therapie fortschreitet, kann die Abhängigkeit von solchen externen Ressourcen immer mehr zurückgefahren werden, damit sichergestellt ist, dass die Fähigkeit zur Rückkehr zum gegenwärtigen Augenblick zu einem natürlichen, spontanen und flexiblen Bestandteil des Verhaltensrepertoires des Klienten wird.

Im Debriefing fragen ACT-Therapeuten das Erleben der Achtsamkeit seitens ihrer Klienten ab, vermeiden jedoch, sich auf eine elaborierte Analyse oder intellektuelle Erklärung der Erlebnisse einzulassen. Anfänglich ist es nicht ungewöhnlich, wenn Klienten der Ansicht sind, dass die Tatsache, dass sie immer wieder von Gedanken abgelenkt werden, bedeuten würde, dass sie die Übung nicht korrekt ausführen. Derartige Missverständnisse können korrigiert werden, indem man betont, dass es absolut normal und zu erwarten ist, von Gedanken „abgelenkt" zu werden. Tatsächlich sind das Bemerken von Momenten oder Phasen der Fusion mit Gedanken und das anschließende sanfte Zurückführen des nicht urteilenden Gewahrseins zu einem Fokus auf den gegenwärtigen Augenblick (etwa in Gestalt der aktuellen körperlichen Empfindungen) wahrscheinlich die Conditio sine qua non der Achtsamkeitspraxis.

Achtsamkeit gegenüber Gedanken und Emotionen

Der letzte Schritt in der Entwicklung der Achtsamkeitsinterventionen umfasst, dem fortwährenden Prozess des Denkens und Fühlens mit nicht urteilendem Gewahrsein zu begegnen. In der ACT kann diese Arbeit einen expositionsähnlichen Charakter annehmen, während die Klienten Achtsamkeit gegenüber unerwünschten Gedanken und Emotionen praktizieren, ohne zu versuchen, den Inhalt oder die Häufigkeit dieser Erlebnisse zu verändern.

An dieser Stelle werden oft die „klassischen" Achtsamkeitsinterventionen wie „Blätter auf einem Bach" oder „Soldaten in der Parade" vorgestellt (Hayes et al., 1999). Während dieser Übungen sollen die Klienten den Fluss der Gedanken und Bilder so beobachten, als wäre jeder der aufeinanderfolgenden Gedanken mit einem der Blätter verbunden, die auf dem Bach vorbeitreiben, oder als würde der Gedanke von den marschierenden Soldaten auf Transparenten vorbeigetragen. Wie auch bei den früheren Achtsamkeitsübungen werden die Klienten angeleitet, die Momente zu beachten, in denen ihre Aufmerksamkeit von Denkinhalten weggeschleift wurde, und dann jedes Mal zu einer nicht urteilenden Beobachterperspektive zurückzukehren, wobei der Prozess des Denkens, wie er sich in jedem Moment entfaltet, einfach nur beobachtet wird. Wenn Klienten den Kontakt zum Erlebnisfluss der Übung verlieren, können sie instruiert werden, den Atem als Anker im gegenwärtigen Augenblick einzusetzen (Zettle, 2007). Neben der Stärkung des Gewahrseins des gegenwärtigen Augenblicks fördern diese Übungen die Defusion durch die Vergegenständlichung des fluktuierenden Geistesinhaltes.

Im Zuge dieser erlebnisorientierten Arbeit können auch diverse andere Vorstellungsbilder verwendet werden, etwa das Beobachten von Wolken, die am Himmel vorüberziehen (Luoma, Hayes & Walser, 2007), oder das Beobachten von Denkinhalten, die auf eine Leinwand projiziert werden, als wäre man ein Zuschauer in einem leeren Kinosaal (Flaxman & Bond, 2006). ACT-Therapeuten stellen in der Regel eine Reihe solcher Interventionen vor und sprechen dann mit den Klienten durch, welche davon am hilfreichsten wäre.

Insgesamt werden in der ACT diverse Achtsamkeitstechniken herangezogen, um das Gewahrsein des gegenwärtigen Augenblicks zu fördern. Diese Interventionen fördern gleichzeitig Defusion und Akzeptanz, indem sie eine nicht urteilende Haltung gegenüber dem Denken, Fühlen und Empfinden ermöglichen. Weiterhin unterstützen Achtsamkeitsübungen naturgemäß den Kontakt mit dem Selbst als konsistenter und stabiler Beobachter wechselnder psychischer Inhalte (also *Selbst-als-Kontext*). Weitere Interventionen zum Selbst-als-Kontext erörtern wir im nächsten Kapitel.

25. Kontakt mit dem Selbst-als-Kontext

Wie wir gesehen haben, strebt die ACT danach, die Bereitschaft zum Erleben selbst der unerwünschtesten Gedanken, Emotionen und Empfindungen zu steigern, um hierdurch Verhalten im Einklang mit den eigenen Werten zu fördern. Daher ist es essentiell, dass Klienten Zugang zu einer psychischen Perspektive (oder einem Selbstempfinden) haben, aus dem heraus schwierige psychische Inhalte weniger bedrohlich erscheinen. In der ACT wird dieses transzendente Selbstempfinden vielfach als „Selbst-als-Kontext", das „beobachtende Selbst" oder „Selbst-als-Perspektive" bezeichnet und stellt einen therapeutischen Kernprozess dar (Hayes et al. 1999).

Obwohl Worte dem Konzept kaum gerecht werden, kann man den Klienten das Selbst-als-Kontext als der bewusste „Ort" oder „Raum", von dem aus Menschen interne und externe Ereignisse beobachten, beschreiben. Dabei ist wichtig, dass man dieses Selbstempfinden als unveränderlichen Aspekt des menschlichen Daseins erleben kann. Mit anderen Worten, der *Inhalt* des Bewusstseins ändert sich ständig, während der Ort, von dem aus wir den Inhalt beobachten, unverändert bleibt. Dieses Gefühl von Kontinuität im Selbst-als-Kontext hat beträchtlichen therapeutischen Nutzen, insbesondere für Klienten, die der Ansicht sind, sie seien durch schwierige innere und/oder äußere Erlebnisse psychisch beschädigt worden.

In der ACT werden diverse Metaphern und erlebnisorientierte Übungen eingeführt, um den Klienten bei der Herstellung des Kontaktes zum Selbst-als-Kontext zu helfen. Diese Interventionen beinhalten die folgenden therapeutischen Botschaften (angepasst nach Hayes et al., 1999; Strosahl et al., 2004):

Es gibt ein Selbstempfinden, das sich von Ihren Gedanken, Vorstellungsbildern, Emotionen, Erinnerungen, Rollen und Empfindungen unterscheidet; Sie können dies Ihr „beobachtendes Selbst" nennen.

Ihre Gedanken, Gefühle, Erinnerungen und Empfindungen ändern sich ständig, während der beobachtende Teil von Ihnen konstant bleibt; diese Perspektive war bei Ihnen schon vorhanden, als Sie noch ein ganz kleines Kind waren.

Diese Perspektive bietet Ihnen einen Ort, von dem aus Sie Ihre privaten Erlebnisse sicher und in nicht urteilender Weise beobachten können; aus dieser Perspektive betrachtet, wirken unerwünschte Gedanken, Gefühle und Empfindungen weniger bedrohlich.

Die „Schachbrett"-Metapher

Die „Schachbrett"-Metapher liefert eine hilfreiche Veranschaulichung der Unterscheidung zwischen dem beobachtenden Selbst (Selbst-als-Kontext) und dem Inhalt der eigenen psychischen Erlebnisse. Die Metapher kann physisch ausgespielt werden, indem man entweder ein echtes Schachbrett oder eine improvisierte Version davon verwendet. Alle Spielfiguren repräsentieren die Gedanken, Gefühle und Empfindungen des Klienten. Das Schachbrett reicht unendlich weit in alle Richtungen. Ein Satz von Spielfiguren wird dazu verwendet, negative psychische Inhalte zu repräsentieren, während der andere Satz positivere psychische Inhalte repräsentiert. Die Metapher lässt sich dann wie folgt vorstellen:

THERAPEUT: Stellen Sie sich nun vor, dass alle Spielfiguren auf der linken Seite all Ihre negativen Gedanken und Emotionen darstellen – Ihre niedergeschlagenen Stimmungen, Ihre Gefühle von Einsamkeit, Ihre Gedanken, die Ihnen sagen, dass Sie wertlos seien und niemand Sie respektieren würde. Die Spielfiguren auf der anderen Seite repräsentieren die positiven Gedanken und Gefühle, die Sie manchmal erleben – Gedanken, die Ihnen sagen, dass Sie doch eigentlich gut zurechtkommen; Gefühle der Hoffnung darauf, dass Ihr Leben noch einmal besser wird; das Gefühl, gebraucht zu werden, wenn Sie etwas Gutes für Ihre Familie getan haben, und so fort. Beachten Sie, wie die Spielfiguren dazu neigen, in Gruppen zusammenzustehen. Ihre negativen Gedanken stellen sich zu anderen negativen Gedanken und negativen Stimmungen, und dasselbe gilt umgekehrt auch für Ihre positiven Spielfiguren. Wir Menschen können ganz schön in die Klemme geraten, wenn wir hart daran arbeiten, mehr positive Spielfiguren und weniger negative zu haben. Es ist ein wenig so, wie in die Schlacht zu reiten, um möglichst viele von den negativen Spielfiguren vom Brett zu entfernen. Manchmal kann es sich so anfühlen, als ob wir weiterkämpfen müssen, weil die negativen Gedanken uns ansonsten überwältigen. Leider ist dies ein Krieg, den wir nie gewinnen können. Letztlich bedeutet es nichts anderes, als dass wir gegen einen großen Teil unseres eigenen Erlebens kämpfen. Auf der Ebene der Spielfiguren Krieg zu führen ist normalerweise sehr anstrengend, und es hindert Sie zwangsläufig daran, Ihr Leben in eine Richtung zu lenken, die Ihnen am Herzen liegt.

Irgendwann fragt der Therapeut: „Wenn die Schach*figuren* all Ihre Gedanken und Gefühle sind, wo sind dann *Sie* in diesem Schachbrettbeispiel?" Wenn der Klient antwortet: „Ich bin der Spieler", so untergräbt der Therapeut diese Sichtweise sanft, indem er darauf hinweist, wie schwierig es ist, unerwünschte Gedanken und Emotionen vom Brett zu entfernen. Auch ist der Spieler unvermeidlicherweise in den Ausgang des auf der Figurenebene geführten Krieges eingebunden. Ebenso gilt, dass eine Identifikation mit den Spielfiguren (also Selbst-als-Inhalt) bedeutet, dass der Klient ein eingeschränktes Leben auf Figurenebene führt, wo er in einem fortwährenden, ermüdenden und aussichtslosen Krieg kämpft.

Letztlich ermutigt der ACT-Therapeut den Klienten, die Perspektive des Schachbretts einzunehmen, um mit dieser Metapher Kontakt zum Selbst-als-Kontext herzustellen. Der Klient wird aufgefordert, zu beobachten, wie das Schachbrett alle Figuren ohne Anstrengung oder Kämpfen beherbergen kann. Das Brett wird in keiner Weise von irgendeiner Figur bedroht oder beschädigt. Indem er die Perspektive des Brettes einnimmt, kann der Klient den endlosen Kampf um das Gewinnen des Krieges loslassen; auf Brettebene tritt der Klient vollkommen aus dem Krieg heraus und beobachtet ihn aus einer vollkommen anderen Perspektive. Schließlich ist der Klient als Brett auch besser in der Lage, sich in eine wertekonforme Lebensrichtung zu bewegen, wobei er alle Figuren auf seiner Reise mitnimmt (Zettle, 2007). Um diesen letzten Punkt zu veranschaulichen, kann der Therapeut das Schachbrett (mit allen daraufstehenden Figuren) nehmen und es durch den Raum tragen.

Zahlreiche andere Metaphern veranschaulichen ebenfalls genau diesen zentralen Prozess. Beispielsweise kann man die Gedanken, Gefühle und Empfindungen des Klienten als unterschiedliche Möbelstücke in einem Haus darstellen, während das Haus an sich das Selbst-als-Kontext repräsentiert (Luoma, Hayes & Walser, 2007). Ebenso können psychische Inhalte als sich ändernde Wolken und Wetterbedingungen angesehen werden, während das beobachtende Selbst der Himmel ist (Hayes et al., 1999). Alternativ dazu kann man die eigenen fluktuierenden Gedanken, Gefühle und Empfindungen als Bühnenshow betrachten, wobei das beobachtende Selbst die Perspektive eines Zuschauers einnimmt (Harris, 2009). Wie auch im Falle des Schachbretts profitieren manche Klienten davon, wenn solche Metaphern mit physikalischen Requisiten veranschaulicht werden (etwa Bildern, die die Ausdehnung des Himmels zeigen, der ständig über und jenseits von Wolken und Wetter existiert).

Die Beobachterübung

Die Schachbrett-Metapher dient oft als Vorläufer der Beobachterübung (Hayes et al., 1999). Dies kann eine machtvolle ACT-Intervention sein, die erlebensbasierten Kontakt mit dem Selbst-als-Kontext herstellt. Eine Kurzform der Beobachterübung lässt sich als natürliche Erweiterung der fortdauernden Achtsamkeitsarbeit einbinden. Beispielsweise könnte ein ACT-Therapeut, während er den Klienten durch die Übung zum achtsamen Atmen leitet, die folgenden Instruktionen zur Herstellung des Kontakts mit dem Selbst-als-Kontext einbinden (angepasst nach Harris, 2008, 2009; Zettle, 2007):

- „Während Sie Ihren Atem beobachten, seien Sie sich bewusst, dass Sie beobachten."
- „Beobachten Sie, dass hier zwei Dinge geschehen; dort ist Ihr Atem, und dort sind *Sie*, ein sich seiner selbst bewusstes menschliches Wesen, das seinen eigenen Atem beobachtet."
- „Während Sie Ihren Atem beobachten, beobachten Sie außerdem, wer diesen beobachtet."

Als Teil dieser erlebnisbasierten Arbeit kann der ACT-Therapeut die natürliche Distanz zwischen dem Klienten und physikalischen Gegenständen im Raum gut nutzen. Beispielsweise könnte der Therapeut eine Übung beginnen, indem er den Klienten bittet, ein physikalisches Objekt zu beobachten und ein Selbstempfinden als Beobachter dieses Objekts zu entwickeln. Die Achtsamkeitsübungen, die dieser Arbeit im Sinne des Selbst-als-Kontext zugrunde liegen, variieren je nach den Achtsamkeitsfertigkeiten des Klienten. Einfachere Übungen beinhalten Gewahrsein des Atems und anderer körperlicher Empfindungen, während die herausfordernderen Übungen sich auf Achtsamkeit gegenüber den Gedanken, Emotionen und Empfindungen neben zusätzlichen Instruktionen, die den Klienten beim Auffinden eines Selbstempfindens als Beobachter dieser Erlebnisse unterstützen, erstrecken.

Über diese ausgebaute Achtsamkeitsarbeit hinaus beinhaltet die ACT eine elaboriertere Beobachterübung, die Klienten in erlebnisbasierten Kontakt mit der Kontinuität und Stabilität des Selbst-als-Kontext bringt. Aufgrund des begrenzten Raumes in diesem Buch können wir an dieser Stelle nicht die vollständigen Instruktionen darstellen und verweisen daher auf die folgenden Quellen: Hayes et al. (1999; S. 193–195); Zettle (2007; S. 151–155) und Harris (2009; S. 178–180). Idealerweise sollten die Instruktionen angepasst werden, um die individuellen Lebenserfahrungen, Rollen und psychischen Inhalte des Klienten widerzuspiegeln.

Debriefing wird nach Interventionen im Sinne des Selbst-als-Kontext allgemein auf ein Minimum beschränkt. Dies unterstreicht die erlebnisorientierte Natur der Arbeit und stellt sicher, dass sich die Klienten nicht übermäßig in Versuche, das Selbst-als-Kontext auf logischer oder intellektueller Ebene zu verstehen, verstricken. Anders als die zuvor in diesem Buch vorgestellten Achtsamkeitspraktiken müssen Interventionen wie die Beobachterübung nicht notwendigerweise wiederholt ausgeführt werden (Zettle, 2007). Natürlich kann die Beobachterperspektive über den gesamten Verlauf der ACT hinweg immer wieder kontaktiert und in Bezug genommen werden, um die Klienten daran zu erinnern, dass an ihnen viel mehr ist als die Figuren auf dem Brett.

Es ist nicht ungewöhnlich, dass ACT-Klienten nach Interventionen im Sinne des Selbst-als-Kontext ein Gefühl von Ruhe, Frieden, Stille oder Transzendenz berichten. Während dieser Arbeit können Klienten, die mit schwierigen psychischen Inhalten gekämpft (und / oder sich mit diesen identifiziert) haben, einen Blick auf einen überdauernden Aspekt des Selbst werfen, der durch solche Erfahrungen nicht bedroht oder beschädigt wird. Solche Momente zeigen in der ACT üblicherweise einen wichtigen Schritt auf dem Weg zu gesteigerter psychischer Flexibilität an (Strosahl et al., 2004).

26. | Werteklärung

Die ACT nutzt eine breite Palette wertebasierter Interventionen, darunter Gespräche über Lebensziele und -bestrebungen, tiefgehende Schreibübungen, erlebnisbasierte und Expositionsarbeit und den Einsatz von standardisierten Instrumenten zur Erhebung von Werten seitens der Klienten. Welche Methoden auch immer zur Anwendung kommen, die Entwicklung der wertebasierten Handlungsfertigkeiten seitens der Klienten umfasst typischerweise die folgenden zentralen Schritte:

- Werteklärung
- Wertebasierte Zielsetzung und Handlungsplanung
- Aufbau größerer und persistierender Muster engagierten Handelns

In diesem Kapitel beleuchten wir den ersten Schritt, indem wir einige der Gespräche, Interventionen und Werkzeuge darstellen, die dazu eingesetzt werden, ACT-Klienten beim Kontaktieren und Definieren ihrer Werte zu helfen. Wir betrachten außerdem Methoden, die Klienten dabei helfen, den wichtigen Unterschied zwischen Zielen und Werten zu verstehen. In Kapitel 27 zeigen wir dann, wie identifizierte Werte als Grundlage für kollaborative Ziel- und Handlungsplanung genutzt werden; und in Kapitel 28 beschreiben wir Strategien, die Klienten dabei helfen, Verpflichtungen in Bezug auf ihr Handeln auch in Gegenwart unerwünschter psychischer Inhalte einzuhalten.

Erste Werteeinschätzung

Eine der ersten Fragen, die ACT-Therapeuten ihren Klienten stellen, lautet: „Was erwarten Sie von dieser Therapie?" Die Antworten der Klienten beinhalten oft den Wunsch nach einer Veränderung der Form, Häufigkeit oder Intensität unerwünschter psychischer Inhalte (etwa „Ich möchte weniger ängstlich sein", „Ich will mehr Selbstvertrauen" oder „Ich will einfach nur glücklich sein"). Diese Antworten können dann wiederum dazu verwendet werden, in Bezug auf unterliegende Werte oder Lebensbestrebungen genauer nachzufragen. So könnte der Therapeut etwa fragen: „Und wenn Sie sich weniger ängstlich fühlen würden, was in Ihrem Leben würden Sie dann gern häufiger tun?", oder: „Wenn Sie sich glücklicher fühlen würden, auf welche Weise würde dies Ihr Leben / Verhalten verändern?" Diese Testfragen liefern oft erste Hinweise auf erwünschte Lebensrichtungen oder Ziele, die im Dienste der Erlebensvermeidung vernachlässigt wurden.

Ebenfalls als Bestandteil der ersten Werteeinschätzung dehnen ACT-Therapeuten das Gespräch routinemäßig über die sich darstellenden Probleme hinaus aus, um die Lebensbestrebungen, Träume und Hoffnungen des Klienten einzubeziehen. Dieser Prozess wird ermöglicht, indem man die folgenden Fragen stellt (angepasst nach Luoma, Hayes & Walser, 2007):

- Um was soll sich Ihr Leben hauptsächlich drehen?
- Welche Dinge möchten Sie in Ihrem Leben am liebsten tun, und fällt Ihnen etwas auf, was diese Dinge gemeinsam haben?
- Welche Art von Mensch möchten Sie am liebsten sein?
- Wie möchten Sie sich in Ihren diversen zwischenmenschlichen Beziehungen verhalten?
- Für was soll Ihr Leben stehen?

In den frühen Phasen der ACT kann man nicht erwarten, dass Klienten unmittelbare und wohlformulierte Antworten auf diese werteorientierten Fragen haben. Dort geht es vielmehr darum, anfängliche Gespräche über Werte zu eröffnen und zu kommunizieren, dass die vor dem Klienten liegende Arbeit letztlich dazu dienen wird, ihm dabei zu helfen, ein sinnerfüllteres und vitaleres Leben zu führen. Sich von Anfang an auf Werte zu konzentrieren unterstützt auch die Prozesse der Achtsamkeit und der Akzeptanz in der ACT, indem Klienten die Motivation und Rechtfertigung geliefert werden, die erforderlich sind, um Kontakt zu schwierigen und zuvor vermiedenen Erlebnissen herzustellen (Wilson & Byrd, 2004).

Die Vorstellung der Natur und Funktion von Werten

Bei der Vorstellung von Werten streben ACT-Praktiker danach, die folgenden zentralen Botschaften zu vermitteln:
- Werte sind keine Gefühle; sie drehen sich darum, was man tut; *wertekonformes Leben* (oder *Werten*) bedeutet, mit vollem Einsatz das zu verfolgen, was Ihnen am Herzen liegt.
- Werte sind persönlich gewählte Lebensrichtungen anstatt etwas, wovon Sie glauben, dass Sie es tun *sollen* oder *müssen*.
- Werte geben die Richtung vor, während Ziele und Handlungen Ihnen dabei helfen, sich in diese Richtung zu bewegen.

■ Werte bringen in der Regel ein Gefühl von Vitalität, Zielgerichtetheit und Sinnerfülltheit in das Leben.

■ Anders als Ziele haben Werte keinen Endpunkt; sie spiegeln die *Qualität Ihrer Handlungen* wider (etwa, wie Sie nach eigener Entscheidung in Ihren diversen Beziehungen und Rollen sein möchten).

Die ACT nutzt diverse Wandermetaphern zur Unterstützung dieser Botschaften. Beispielsweise können Werte als Striche auf dem Kompass für die Reise des Lebens dargestellt werden (Hayes & Smith, 2005; Hayes et al., 1999). In diesem Szenario könnte man es beispielsweise zu den eigenen Werten zählen, sich ostwärts zu bewegen. Östlich gelegene Landmarken in großer Entfernung entsprechen den spezifischen Zielen, die wir anstreben, um eine wertekonforme Richtung beizubehalten. Sobald wir eine Landmarke vor Augen haben, müssen wir nicht mehr vor jedem Schritt unseren Kompass zu Rate ziehen. Auf dem Weg können Ziele erreicht werden (etwa die nächste Landmarke), aber niemals ein Wert (wir kommen niemals im „Osten" an). Sobald wir die Landmarke erreicht haben, wenden wir uns wieder nach Osten und machen die nächste passende Landmarke ausfindig. Ein wertekonformer Weg ist nicht notwendigerweise ein gerader Weg – manchmal müssen wir vielleicht in Richtung Süden ausweichen, um ein Hindernis zu umgehen, damit wir uns anschließend wieder nach Osten bewegen können. Wenn wir uns in Kontakt mit dem Wert befinden, steht jede Handlung – die Entscheidung, nach Osten zu reisen, das Betrachten des Kompasses, das Identifizieren einer Landmarke und das Ausführen des ersten kleinen Schritts – *im Dienste* der Bewegung nach Osten. Auf diese Weise beschreiben die Orientierung und Bewegung nach Osten die übergeordnete Qualität und die Richtung der Reise an sich.

Die Unterscheidung zwischen Werten und Zielen

Wie wir an der Kompassmetapher gesehen haben, ist es ein wichtiger Teil dieser Arbeit, den Klienten bei der Unterscheidung zwischen Werten und Zielen zu helfen. Ziele sind dafür ausgelegt, erreicht und abgehakt zu werden, während wir uns auf einem wertekonformen Pfad befinden, wohingegen Werte gewünschte Qualitäten des Verhaltens sind, die wir zumeist unser ganzes Leben hindurch als wichtig erachten. Einfacher ausgedrückt: „Bin ich schon da?" ist eine Frage, die man in Beziehung auf Ziele stellen kann, aber nicht in Bezug auf Werte (Hayes & Smith, 2005).

Bei der ersten Erörterung von verhaltensbezogenen Werten benennen Klienten oft ergebnisorientierte Ziele (etwa „Ich möchte meine Kinder öfter sehen") anstatt der unterliegenden wertekonformen Lebensrichtung (etwa, ein verfügbarer, unterstützender und versorgender Vater zu sein). In solchen Fällen werden die Klienten ermutigt, sich selbst zu fragen: „In welche Richtung führt mich dieses Ziel?", „Wozu dient dieses Ziel?" oder „Warum ist dieses Ziel wichtig für mich?", um Kontakt zu dem unterliegenden Wert herzustellen.

Prozess versus Ergebnis

Die Unterscheidung zwischen Werten und Zielen hilft Klienten dabei, sich auf den Prozess, ein wertekonformes Leben zu führen, zu konzentrieren, anstatt übermäßig an das Erreichen von bevorzugten Ergebnissen oder Zielen gebunden zu sein. Eine Metapher des „Skifahrens" wird hier oft dazu genutzt, den Klienten diese wichtige Unterscheidung verständlich zu machen (angepasst nach Hayes et al., 1999, S. 220–221):

THERAPEUT: Stellen Sie sich vor, Sie sind im Skiurlaub. Sie nehmen den Skilift zur Spitze einer wundervollen Abfahrt. Sie wollen gerade mit der Abfahrt beginnen, als ein Mann mit einem Helikopter ankommt und Sie fragt, wohin Sie fahren. Sie erklären ihm, dass Sie in die Hütte unten an der Abfahrt wollen. Der Mann im Helikopter sagt, dass er Ihnen dabei helfen könne, und dann greift er Sie auch schon, wirft Sie in den Helikopter und fliegt Sie geradewegs nach unten zu der Hütte. Sie schauen etwas verdutzt und verwirrt aus der Wäsche und nehmen dann von Neuem den Skilift an die Spitze der Abfahrt. Als Sie wiederum gerade herunterfahren wollen, kommt wieder der Mann mit dem Helikopter und dieselbe Geschichte wiederholt sich! Da Sie eigentlich zum Skifahren hergekommen sind, wird Sie das vermutlich ziemlich frustrieren. Der Punkt ist: Skifahren dreht sich – wie das Leben – nicht nur um das Ziel, die Hütte zu erreichen. Es geht um die Reise, den Prozess, wie wir dorthin gelangen. Das Erreichen der Hütte ist wichtig, aber nur, weil es uns ermöglicht, den Prozess des Skifahrens durchzuführen.

Hayes et al. (1999) fassen die Botschaft in dieser Metapher wie folgt zusammen: „Das Ergebnis ist der Prozess, durch den der Prozess zum Ergebnis wird" (S. 220). Aus der Sicht der ACT wird die Aufmerksamkeit der Klienten vom Erleben des gegenwärtigen Augenblicks abgelenkt, wenn diese sich nur auf Ziele konzentrieren, da Ziele eine Konzentration auf Ergebnisse fördern, die in der Zukunft erreicht werden können oder aber auch nicht. Demgegenüber manifestiert sich der Prozess des Wertens im gegenwärtigen Verhalten, und er dreht sich mehr um die Reise als um das Ziel. Dementsprechend werden ACT-Klienten ermutigt, „Ziele eher locker zu sehen", und Zielsetzung als Weg zu mehr Engagement im fortwähren- den Prozess, ein wertekonformes Leben zu führen, zu betrachten (Luoma, Hayes & Walser, 2007).

Übungen zur Herstellung des Kontaktes mit Werten

Diverse erlebnisbasierte Übungen können dazu eingesetzt werden, Klienten bei der Herstellung des Kontaktes zu gewählten Verhaltensrichtungen zu unterstützen. Beispielsweise können die Klienten gebeten werden, sich vor- zustellen, dass sie das Ende eines langen und fruchtbaren Lebens erreicht hätten und nun ihrer eigenen Beerdigung als Geist beiwohnen können (siehe Hayes et al., 1999, S. 215–218). Anschließend überlegen die Klienten sich die diversen Trauerreden, die sie am liebsten von Freunden, Partnern, Familienangehörigen, Nachbarn und Arbeitskollegen hören möchten (etwa „Was möchten Sie am liebsten von Ihrer Partnerin über Sie als Partner hö- ren?"). Ebenso können die Klienten gebeten werden, ihre eigene Grabin- schrift zu verfassen, um damit anzugeben, wofür sie am liebsten in Erinne- rung behalten werden wollen. Derartige Übungen sind oft sehr machtvoll, da Klienten Kontakt mit schmerzlichen Diskrepanzen zwischen gegenwär- tigen oder früheren Verhaltensmustern und gewählten Werten feststellen.

Werkzeuge zur Werteklärung

Für eine formalere Werteklärung stehen diverse Rating-Instrumente und Formulare zur Verfügung. Beispielsweise entwickelten Hayes et al. (1999, S. 224–225) ein Wertebeurteilungs-Handout, das die Klienten auffordert, Werte in neun Lebensbereichen zu definieren:
1. Ehe / Partnerschaft / intime Beziehungen
2. Familiäre Beziehungen
3. Freundschaften / soziale Beziehungen
4. Karriere / Beruf
5. Bildung / persönliches Wachstum und persönliche Entwicklung
6. Erholung / Freizeit
7. Spiritualität
8. Bürgerschaft
9. Gesundheit / körperliches Wohlergehen

Die Übung ermutigt Klienten, ihre am meisten erwünschten Verhaltens-richtungen über diese Lebensbereiche hinweg zu definieren, zusammen mit spezifischeren Zielen. Diese Aufgabe kann gemeinsam über mehrere Sitzungen durchgeführt und auch als schriftliche Hausaufgabe aufgegeben werden.

Ein weiteres wichtiges Werkzeug ist der *Wertekompass* (*Values Compass*; Dahl et al., 2009), der eine visuelle Zusammenfassung der Werte des Klienten sowie Bedeutsamkeitsratings und das Ausmaß, in dem gegenwärtiges Verhalten im Einklang mit den eigenen Werten steht, bietet. Konkret werden die Klienten aufgefordert, ihre Werte in zehn Lebensbereiche zusammenzufassen. Anschließend geben sie Ratings für die *Bedeutsamkeit* jedes Wertes und ebenso für die jüngere oder gegenwärtige *Verhaltens-konsistenz* jedes Wertes ab. Für jeden Lebensbereich wird anschließend die Diskrepanz zwischen Wert und Verhalten berechnet, indem das Verhaltensrating vom Bedeutsamkeitsrating subtrahiert wird. Daher deutet eine positive Diskrepanz auf eine wertekonforme Richtung mit hohem Bedeutsamkeitsrating hin, während eine negative Diskrepanz auf wertekonformes Verhalten in Verbindung mit relativer Bedeutungslosigkeit hinweist. Sowohl positive als auch negative Diskrepanzen können auf Lebensbereiche hindeuten, in denen es an Vitalität mangelt oder das Leben des Klienten eingeschränkt ist und die daher der Aufmerksamkeit eines ACT-Praktikers bedürfen.

Schließlich wurden Fragebögen wie der *Valued Living Questionnaire* (VLQ; Wilson et al., 2010), der *Personal Values Questionnaire* (PVQ; Blackledge & Ciarrochi, 2006) und der *Survey of Life Principles* (SLP; Ciarrochi & Bailey, 2008) spezifisch dafür entwickelt, die Definition der Werte des Klienten zu unterstützen. All diese Werkzeuge messen die Bedeutsamkeit von Werten und die Verhaltenskonsistenz und können zur begleitenden Evaluation von Therapiefortschritten wie auch als Teil einer ACT-Behandlungsevaluation verwendet werden.

27. | Wertebasierte Ziel- und Handlungsplanung

Der Werteklärungsprozess ist dafür ausgelegt, Klient und Therapeut eine gemeinsame Wahrnehmung der am meisten mit den Werten des Klienten in Einklang stehenden Verhaltensrichtungen zu vermitteln (Luoma, Hayes & Walser, 2007). Der nächste Schritt beinhaltet, mit dem Klienten zusammen daran zu arbeiten, diese abstrakten Werte in konkretere Ziele und Handlungen umzusetzen, um engagiertes Handeln zu fördern. Diese Phase der ACT nutzt eine Reihe traditionellerer verhaltenstherapeutischer Methoden wie Aktivitätsplanung, behaviorale Hausaufgaben und Exposition (Eifert & Forsyth, 2005). In der ACT besteht die prinzipielle Funktion dieser Interventionen nicht darin, dem Klienten zu angenehmeren Aktivitäten oder einer Reduzierung seiner Leidenssymptomatik zu verhelfen; stattdessen ist das Ziel, den Klienten darin zu unterstützen, aktiv wertekonforme Verhaltensrichtungen einzuschlagen, während er Fertigkeiten der Achtsamkeit und der Akzeptanz auf die dabei aufkommenden schwierigen privaten Ereignisse anwendet.

Um diesen Prozess zu beginnen, konzentrieren sich Therapeut und Klient zunächst nur auf ein oder zwei Lebensbereiche, die im Einklang mit den Werten des Klienten stehen. Die Idee dahinter ist, am Anfang einige Fortschritte zu machen, bevor erworbene wertebasierte Handlungsfertigkeiten auf ein breiteres Spektrum an Aktivitäten und Lebensbereichen generalisiert wird. Idealerweise wird der erste Fokus auf dem wertekonformen Bereich liegen, der die größte Diskrepanz zwischen Bedeutsamkeit und Verhaltenskonsistenz zeigt. Da das ultimative Ziel die Steigerung der psychischen Flexibilität ist, ist es wichtig, dass ACT-Klienten Ziele verfolgen und Handlungen ausführen, die das Potenzial haben, unerwünschte Gedanken und Emotionen hervorzurufen.

Zielsetzung

Klienten profitieren oft von Coaching in Bezug auf effiziente Zielsetzung. Dies beinhaltet typischerweise die folgenden Botschaften (angepasst nach Luoma, Hayes & Walser, 2007):

- Ziele sollten auf der Basis ihres Potenzials, den Klienten in eine wertekonforme Richtung zu bewegen, gesetzt werden.
- Ziele sollten spezifisch und messbar sein, einschließlich Details dazu, wann, wo und wie sie erreicht werden.
- Ziele sollten aktiv formuliert werden (anstatt anzugeben, was man vermeiden oder seltener tun möchte).
- Ziele sollten praktikabel sein und im Rahmen der Fähigkeiten des Klienten liegen.
- Es kann hilfreich sein, eine öffentliche Verpflichtung im Hinblick auf Werte, Ziele und Handlungen einzugehen.

Diese Merkmale der Zielsetzung erfüllen eine Reihe nützlicher Funktionen. Wird beispielsweise sichergestellt, dass Ziele messbar sind, können Therapeut und Klient verfolgen, ob Ziele erreicht wurden. Und Ziele zu setzen, die praktikabel und realistisch sind, ermutigt die Klienten, kleine Schritte in eine wertekonforme Richtung zu unternehmen, anstatt nach heroischen Sprüngen zu streben. Klienten sollten davon abgehalten werden, „Totmannziele" zu setzen (also „Weniger-davon"-Ziele, die auch von einem Toten erreicht werden könnten; Luoma, Hayes & Walser, 2007). Betrachten Sie hierzu beispielsweise einen Klienten, der nach eigenen Angaben zu seinen Werten zählt, ein unterstützender, liebender und geduldiger Ehemann zu sein, und dazu das folgende Ziel: „Mich nicht mehr mit meiner Frau streiten." In diesem bestimmten Fall ermutigte der Therapeut den Klienten, vitalere und spezifischere Ziele zu setzen, die er verfolgen wollte, anstatt sich zu streiten. Nach dieser Intervention brachte der Klient das folgende wertebasierte Ziel hervor, das zum Fokus einer Aufgabe zu engagiertem Handeln wurde: „Zweimal die Woche mit meiner Frau zu Abend essen, mit der Absicht, herauszufinden, wie ihr Tag war, und ihr dabei zu helfen, sich nach der Arbeit zu entspannen."

Es ist gängige ACT-Praxis, dass Klienten gebeten werden, eine öffentliche Verpflichtung in Bezug auf wertekonforme Ziele einzugehen (manchmal als „Taking a Stand" bezeichnet; Strosahl et al., 2004). Zielverpflichtungen können laut vor dem Therapeuten, anderen Mitgliedern einer ACT-Gruppe oder vor Familie und Freunden ausgesprochen werden. Die Überlegung

dahinter ist, dass Klienten eher verhaltensbezogene Verpflichtungen ein-
halten, die sie zuvor öffentlich geäußert haben. Dieser Prozess kann auch
negativ bewertete Reaktionen seitens des Klienten auslösen (wie Angst,
Zweifel oder Beschämung) und somit eine Gelegenheit für die Anwendung von Fertigkeiten der Achtsamkeit, der Akzeptanz und der Defusion
bieten (Orsillo et al., 2004). Darüber hinaus können öffentliche Äußerungen von Werten zwischen Klient und Therapeut die therapeutische Allianz
stärken. Wenn ein Klient beispielsweise ein mit seinen Werten in Einklang
stehendes Ziel geäußert hat, kann der Therapeut eine ähnliche Verpflichtung eingehen, um den Klienten bei seiner Bewegung in die von ihm gewünschte Lebensrichtung zu unterstützen (siehe auch Kapitel 30).

Die Ziele des Klienten sollten auch auf einem oder mehreren der diversen
Formulare zu Werten, Zielen und Handlungen, die in der ACT-Literatur
zu finden sind, notiert werden (oder die Therapeuten können auch ihre
eigenen Versionen dieser Formulare erstellen). Eine schriftliche Fixierung
erreichter Ziele dient als Erinnerung an die Tages- oder Wochenziele, die
die Klienten sich gesetzt haben, bildet eine wertvolle Quelle von Verstärkung, wenn Fortschritte erzielt wurden, und unterstützt die Therapeuten
bei der Überwachung des Engagements in Bezug auf Verhaltenshausauf-
gaben. Hilfreiche Beispiele für diese Handouts und Tagebücher finden sich
bei Eifert und Forsyth (2005; S. 218, 244) und Hayes und Smith (2005;
S. 181–183).

Aktivitätsplanung

Eine der Hauptaufgaben von ACT-Therapeuten besteht darin, Klienten
dabei zu helfen, allgemeine oder langfristige Ziele in näherliegende und
erreichbare Aufgaben zu zerlegen. Beispielsweise zählte eine ACT-Teilneh-
merin zu ihren Werten, ein „lebenslanger Lerner" zu sein. Nachdem sie
diesen Wert definiert und geäußert hatte, setzte sie sich ein langfristiges
Ziel in der Form, studieren und einen akademischen Abschluss erreichen
zu wollen und dabei gleichzeitig weiter berufstätig zu bleiben und ihre
beiden Kinder großzuziehen. Die Klientin gab an, dass dieses spezifische
Ziel seit mehr als zehn Jahren brachgelegen habe, da sie in dieser Zeit mit
Depressionen zu kämpfen und bezweifelt hatte, es je erreichen zu können.

Um ein wenig Bewegung in das Verhalten zu bringen, arbeitete der Therapeut mit der Klientin daran, den Wert und das Ziel in einer Reihe ein-

facher und konkreter Aufgaben umzusetzen, die vor der nächsten Sitzung auszuführen waren. Die Aufgaben (die auf einem Hausaufgaben-Handout festgehalten wurden) beinhalteten, einen Prospekt von der Webseite einer bestimmten Universität herunterzuladen, die nächste Frist für den Eingang von Einschreibeunterlagen und die Zulassungsvoraussetzungen herauszufinden und sich ein Lehrbuch zu ihrem gewählten Studienfach zu kaufen. Die Klientin wurde merklich agiler und lebendiger, als sie erkannte, dass wertekonformes Leben *in diesem Moment* stattfindet, in Form des Engagements, diese nächsten kleinen Schritte tun zu wollen. ACT-Therapeuten entwickeln eine Antenne für derartige Anzeichen von Vitalität, da diese andeuten, dass der Klient Kontakt zu einer hochgradig mit seinen Werten in Einklang stehenden Lebensrichtung aufgenommen hat (Luoma, Hayes & Walser, 2007).

Der Prozess der graduierten Zielsetzung und Aktivitätsplanung ist letztlich darauf ausgerichtet, Klienten beim engagierten Handeln im Dienste ihrer gewählten Werte zu helfen. Zu keiner Zeit versucht der ACT-Therapeut, den Klienten zur Ausführung wertebasierter Handlungen zu drängen. Vielmehr besteht die Rolle des Therapeuten darin, mit dem Klienten daran zu arbeiten, einen praktikablen und wertebasierten Ziel- und Handlungsplan zu entwickeln und die Einhaltung der Verpflichtungen des Klienten in Bezug auf engagiertes Handeln zu überwachen und zu verstärken. Ein wichtiges Merkmal dieser Arbeit ist, die Gedanken, Gefühle und Empfindungen des Klienten zu identifizieren, die als Blockaden bei der Verfolgung wertekonformer Handlungen fungieren. Wie wir im nächsten Kapitel erörtern werden, geht die ACT diese Blockaden mit Hilfe von Achtsamkeits- und Akzeptanzprozessen an, damit der Klient zunehmend größere und konsistentere Muster engagierten Handelns aufbauen kann.

28. Engagiertes Handeln als übergeordnetes Verhaltensmuster etablieren

In der Schlussphase der ACT werden die Klienten unterstützt, während sie die aktive Verfolgung von Mustern engagierten Handelns, die mit gewählten Werten in Zusammenhang stehen, praktizieren. Während die Klienten diesen Prozess durchlaufen, werden sie unvermeidlicherweise in Kontakt mit sowohl externen als auch psychischen Blockaden kommen, die das Potenzial haben, die Bewegung des Verhaltens in wertekonforme Richtungen zu unterbrechen oder aufzuhalten. Diese Blockaden werden in der ACT nicht als Problem angesehen, sondern als machtvolle Lerngelegenheiten, durch die man noch größere psychische Flexibilität kultivieren kann (Luoma, Hayes & Walser, 2007).

Um die Verpflichtung in Bezug auf engagiertes Handeln zu steigern, unterstützen ACT-Therapeuten ihre Klienten auf die folgenden Arten:

- Den Klienten wird geholfen, sich auf Blockaden vorzubereiten und externe von internen Blockaden zu unterscheiden.
- Die Anwendung von Interventionen im Sinne von Achtsamkeit, Defusion und Akzeptanz hilft Klienten dabei, wertekonforme Verpflichtungen angesichts psychischer Barrieren aufrechtzuerhalten.
- Die Klienten werden auf den Prozess der Bewegung in wertekonforme Lebensrichtungen fokussiert gehalten anstatt auf das Erreichen bestimmter Ergebnisse oder Ziele.
- Es wird gezeigt, dass die Qualität engagierten Handelns mehr zählt als die Quantität.
- Es werden Gelegenheiten für die Expositionsarbeit geschaffen, die einem wertebasierten Zweck dienen.
- Den Klienten wird geholfen, die Verpflichtung in Bezug auf wertekonforme Richtungen zu erneuern, wann immer sie Rückschläge oder Niederlagen hinnehmen müssen.

Die Arbeit an engagiertem Handeln beinhaltet ein enges Wechselspiel zwischen allen sechs Kernprozessen der ACT. Das Engagement in zuvor vernachlässigten oder vermiedenen Aktivitäten liefert typischerweise das kognitive und emotionale Material, das erforderlich ist, um die Fertigkeiten der Achtsamkeit und der Akzeptanz auf Seiten der Klienten zu prüfen und zu stärken.

Der gesamte Prozess lässt sich in der folgenden Bereitschaftsfrage sehr prägnant zusammenfassen (Strosahl et al., 2004): „Sind Sie bereit, diese Blockade zu akzeptieren und sich dennoch weiter in eine wertekonforme Richtung zu bewegen, oder werden Sie anhalten?" Dies ist keine einmalige Frage, sondern eine, die uns das Leben an jedem Tag stellt. Die Frage beleuchtet den Akt der Bereitschaft, zu dem ACT-Klienten ermutigt werden, wenn sie sich mit schwierigen Gedanken und Gefühlen konfrontiert sehen, die sich als Hindernisse für lebensverbessernde Handlungen erweisen. Wie Eifert und Forsyth (2005) anmerkten, dreht sich die ACT nicht so sehr um das „Überwinden" oder „Bewältigen" dieser schwierigen privaten Erlebnisse, sondern darum, diese „anzunehmen" oder ihnen „Raum zu geben" und anschließend die Bewegung auf einem wertekonformen Pfad fortzusetzen.

Externe und interne Blockaden

ACT-Therapeuten ermutigen Klienten, die potenziellen Blockaden zu erwarten, die im Zuge der Aufgaben zu engagiertem Handeln auftauchen können, und die dann tatsächlich aufgetauchten Blockaden auf den zuvor beschriebenen Handouts zu Werten, Zielen und Handlungen festzuhalten. Auch wenn die Unterscheidung nicht immer offensichtlich ist, werden Klienten oft externen Blockaden in Bezug auf engagiertes Handeln (wie Mangel an Zeit, Geld, Gelegenheit, Fertigkeiten oder Kenntnissen) und auch psychischen (oder internen) Blockaden in Form unerwünschter privater Ereignisse begegnen. Um Klienten im Umgang mit externen Hindernissen zu helfen, können ACT-Therapeuten ein breites Spektrum an Methoden einsetzen, darunter Psychoedukation, Problemlösen und Training der sozialen Fertigkeiten.

Aus Sicht der ACT sind die häufigsten und machtvollsten Barrieren in Bezug auf engagiertes Handeln die automatischen Gedanken und emotionalen Reaktionen (etwa Selbstzweifel, Versagensangst, Gefühle von Verletzbarkeit, Besorgnis, Angst, schmerzliche Erinnerungen), die auftreten, wenn jemand in einem wertekonformen Lebensbereich vom Nichthandeln zum Handeln übergeht. Tatsächlich können psychische Blockaden sogar dann im Spiel sein, wenn Klienten berichten, was für sie externe oder umweltbasierte Blockaden sind.

Beispielsweise gab eine Klientin an, dass sie eine bestimmte Aufgabe zum engagierten Handeln (bei der sie eine alte Freundin anrufen sollte) nicht ausführen konnte, weil sie in der betreffenden Woche zu sehr mit der Arbeit beschäftigt gewesen sei. Ein wenig vorsichtiges Nachfragen durch den Therapeuten ergab rasch, dass die Klientin durchaus Zeit für den Anruf hätte finden können, aber durch Angst und Gedanken daran, was ihre Freundin wohl davon halten würde, am Anrufen gehindert worden war. Während derselben Sitzung übte die Klientin, zum Telefon zu greifen, die Nummer ihrer Freundin aus ihrem Adressbuch herauszusuchen und zu wählen (wobei sie das Telefon des Therapeuten als Requisite benutzte); der Therapeut saß außerhalb des Sichtfeldes der Klientin und sprach die kognitiven Blockaden der Klientin, die sie am Anrufen gehindert hatten, laut aus (etwa „Das könnte peinlich werden, weil ich mich so lange nicht gemeldet habe", „Was wird meine Freundin nur von mir denken?", „Vielleicht *will* sie ja gar nichts mehr von mir hören" und so weiter). Die Klientin wurde aufgefordert, diesem Geplapper mit Achtsamkeit zu begegnen – als ob ein Radio im Hintergrund liefe –, während sie sich auf den Prozess des Anrufens fokussierte. Diese Defusionsintervention wurde dafür entwickelt, Distanz zwischen die Klientin und ihre kognitiven Inhalte zu bringen und eine erlebnisbezogene Demonstration dafür zu bieten, dass wertekonformes Handeln auch in Gegenwart nicht hilfreicher automatischer Gedanken stattfinden kann.

Erneuerung der Verpflichtung nach Rückschlägen

Klienten dabei zu helfen, große Ziele in Unterziele und konkrete Aufgaben aufzuteilen, steigert die Wahrscheinlichkeit dafür, dass engagiertes Handeln stattfinden wird. Viele Klienten haben das Gewohnheitsmuster, ein wertekonformes Ziel bereits nach ein oder zwei erfolglosen Versuchen aufzugeben (Zettle, 2007). Die Aufgabe des ACT-Therapeuten besteht darin, Klienten dabei zu unterstützen, effektivere Verhaltensmuster zu entwickeln, die eine Erneuerung der Verpflichtung gegenüber Werten im Anschluss an die Nichteinhaltung von Verpflichtungen oder das nicht rechtzeitige Erreichen von Zielen beinhalten. Die ACT nutzt diverse Interventionen, um diese neuen Verhaltensmuster zu etablieren, unter anderem wird den Klienten dabei geholfen, ihre Handlungen in Bezug zu dem umfassenderen Muster einer wertekonformen Lebensrichtung zu setzen; es wird sichergestellt, dass Ziele und Handlungen realistisch sind; es werden

Erwartungen in Bezug darauf geweckt, dass Rückschläge und Niederlagen vorkommen werden; und es wird gezeigt, dass Werten nicht immer eine gerade Straße ist (Hayes & Smith, 2005; Luoma, Hayes & Walser, 2007).

Betrachten Sie nochmals die in Kapitel 27 erwähnte Klientin, die zu ihren Werten zählte, ein lebenslanger Lerner zu sein, und daher eine Verpflichtung in Bezug auf eine Reihe von Handlungen einging, die mit einem berufsbegleitenden Studium zusammenhingen. Die Klientin erschien in der darauffolgenden Woche in niedergedrückter Stimmung. Bei Ihrem Gespräch mit der Universität hatte sich herausgestellt, dass sie einen einjährigen Grundkurs würde absolvieren müssen, bevor sie sich für ihren gewählten Studiengang würde bewerben können. An dieser Stelle war sie bereit, das Ziel aufzugeben, und sie kümmerte sich auch nicht mehr um die anderen Ziele, die sie sich selbst gesetzt hatte. Die allgemeine Rückmeldung der Klientin hierzu lautete: „Das wird nicht passieren, wenn ich immer nur höre, dass es noch länger und noch länger dauern wird, um dahin zu kommen." In diesem Fall verstärkte der Therapeut zunächst den von der Klientin unternommenen Schritt (die Kontaktaufnahme mit der Universität) in eine wertekonforme Richtung, der für mehrere Jahre vernachlässigt worden war. Anschließend nutzte er die Skifahren-Metapher (siehe Kapitel 26), um zu zeigen, dass Werten sich nicht um das erzielte Ergebnis dreht, sondern um den Prozess des Engagierens in Bezug auf eine Reihe von Handlungen, die mit dem Ideal, ein „lebenslanger Lerner" zu sein, konsistent sind. Auch stellte der Therapeut die folgende Defusionsfrage in den Raum, um die Verstrickung der Klientin in den kognitiven Inhalt (also „Das schaffe ich nie", „Was soll das Ganze?" und „Will ich das wirklich?" etc.) aufzulösen:

Therapeut: Und Sie sagen, Sie wollen dem Rat dieser Gedanken folgen; führen die Sie denn zu Ihrem Ideal, ein lebenslanger Lerner zu sein, hin oder eher davon weg?

Klientin: Die führen mich davon weg, diese Person zu sein. Sie sagen mir, dass ich genauso gut gleich aufgeben könnte.

Therapeut: Richtig. Diese angenehmen Fahrgäste sagen Ihnen, Sie sollten den Bus sofort anhalten, sobald Sie hinter dem Steuer sitzen. Das können Sie mit Sicherheit von denen erwarten. Und wenn Sie jetzt noch einmal zu Ihrer gewählten Richtung, ein lebenslanger Lerner zu sein, zurückblicken, welchen Rat würden Sie von *diesem Fahrgast* bekommen?

Klientin: Der würde sagen: „Mach weiter. Auch wenn du noch einen weiteren Kurs machen musst, du bist auf dem richtigen Weg."

Die therapeutische Arbeit auf wesentliche Dinge fokussieren

Es ist wichtig, dass die Arbeit am engagierten Handeln eng mit einer Lebensrichtung in Zusammenhang steht, die der Klient selbst zu seinen Werten zählt. Wenn Ziele und Handlungen nicht explizit mit einem unterliegenden Wert verbunden sind, wird dem Klienten die Motivation fehlen, um kühne Schritte zu unternehmen oder unerwünschte psychische Inhalte anzunehmen. Daher ist es ein wichtiger Aspekt der Wertearbeit, dass die angegebenen Werte wirklich vom Klienten selbst stammen und nicht übermäßig durch sozialen Druck oder den Wunsch, anderen Menschen (einschließlich des Therapeuten) zu gefallen, beeinflusst wurden. Einige der zuvor erwähnten Instrumente zur Erhebung von Werten, wie der PVQ, sind darauf ausgerichtet, Anzeichen für sozialen Einfluss auf Werte zu entdecken. Darüber hinaus können ACT-Therapeuten eine Reihe von Fragen stellen, wie: „Wenn niemand anders wüsste, dass Sie diese Richtung einschlagen wollen, würden Sie sich dann immer noch dafür entscheiden?"; „Wenn niemand über diesen Aspekt von Ihnen Bescheid wüsste, wäre er Ihnen dann immer noch wichtig?" und „Tun Sie das für sich selbst oder für jemand anderen?" (Eifert & Forsyth, 2005; Zettle, 2007).

Generalisierung von Fertigkeiten in Bezug auf engagiertes Handeln

Der Prozess des engagierten Handelns beginnt üblicherweise damit, dass der Klient kleine Schritte in nur einem wertekonformen Lebensbereich unternimmt. Die psychische Flexibilität wird nach und nach gesteigert, während – in den Worten der Metapher ausgedrückt – der Fahrer den unangenehmen Fahrgästen die Kontrolle über den Bus wieder abnimmt. Während diese Fortschritte erzielt werden, wird der Klient ermutigt, größere und konsistentere Verhaltensmuster aufzubauen und engagiertes Handeln in andere (und neue) wertekonforme Lebensbereiche auszudehnen. Das Ziel ist, dass der Klient ein breites Spektrum an Aktivitäten im Dienste diverser Werte verfolgt, anstatt sich in einem starren Repertoire zu verfangen. Es ist hilfreich, wenn die Klienten einige Rückschläge erleben und diese in umfassendere Muster wertebasierten Lebens einbeziehen.

Letztlich ermutigt die ACT die Klienten darin, die Richtung und die Vitalität, die aus erhöhter Bereitschaft zur Verpflichtung zu engagiertem Handeln gewonnen werden, mit den nicht vitalen, eingeschränkten oder schädlichen Erfahrungen zu vergleichen, die mit einem Leben im Dienste der Erlebensvermeidung einhergehen. Wie Strosahl et al. (2004) anmerken: „Sobald sich Muster engagierten Handelns entwickeln, übernimmt das Leben das Ruder und die Arbeit des Therapeuten ist getan" (S. 48).

29. | ACT in Gruppen und nicht klinischen Kontexten

Die ACT basiert auf der Annahme, dass vielen Formen psychischen Leidens und dysfunktionalen Verhaltens dieselben zentralen Prozesse zugrunde liegen (etwa kognitive Fusion und Erlebensvermeidung). Diese theoretische Annahme wird durch empirische Demonstrationen der Wirksamkeit der ACT in Bezug auf ein breites Spektrum menschlicher psychischer Probleme gestützt. Die umfassende Anwendbarkeit der ACT und ihre technische Flexibilität bedeuten, dass die ACT in Gruppen angewendet und auch in kurze Trainingsprogramme übertragen werden kann, die dann außerhalb des traditionellen klinischen Bereiches zur Anwendung kommen (etwa in beruflichen und bildungsbezogenen Kontexten; vgl. Biglan, Hayes & Pistorello, 2008).

ACT in Gruppen

ACT-Gruppen wurden in der Behandlung einer breiten Palette psychischer Schwierigkeiten erfolgreich eingesetzt, darunter Substanzmissbrauch, Bewältigung von Krankheiten, Psychosen, elterlicher Stress, Arbeitsstress und Burnout, Trauma, diverse Formen von Angststörungen und Schmerzzustände (siehe Hayes et al., 2006, für eine Übersicht). Walser und Pistorello (2004) haben einige Vorteile der gruppenbasierten Durchführung der ACT aufgelistet:

- In Gruppen mitgeteilte Beispiele können dabei helfen, das Erleben der Klienten zu normalisieren, indem Probleme in den Kontext eines umfassenderen Kontroll- / Vermeidungssystems gestellt werden.
- Klienten lernen oft von den Erlebnissen anderer Leute mit den Prinzipien und Techniken der ACT; Gruppendiskussionen bilden daher eine sinnvolle Ergänzung zum therapeutischen Gespräch.
- Gruppenmitglieder können ermutigt werden, neue ACT-Metaphern und -Übungen zu erstellen und mitzuteilen.
- Viele ACT-Interventionen sind gut dafür geeignet, in Gruppensitzungen durchgeführt zu werden (wie „Tauziehen mit einem Monster"; „Milch, Milch, Milch"; „Mit dem Verstand spazieren gehen").

- Zu beobachten, wie andere Leute Akzeptanz und Bereitschaft an den Tag legen, kann eine ermutigende, machtvolle und bewegende Erfahrung sein.
- Der Gruppenkontext stimuliert oft schwierige psychische Inhalte, wodurch ein sozialer Kontext für die Kultivierung zentraler ACT-Fertigkeiten geschaffen wird.
- Die Gruppe bietet einen idealen Rahmen für Klienten, um sich öffentlich zu Werten, Zielen und Handlungen zu verpflichten.

Trotz dieser Vorteile hält die Einrichtung von ACT-Gruppen auch einige Herausforderungen für den Praktiker bereit. Eine bezieht sich auf die Gruppenzusammensetzung, insbesondere auf die Bandbreite der Probleme und der Funktionalität in der Gruppe. Walser und Pistorello (2004) schlagen vor, dass manche Klienten von vorbereitendem Coaching vor dem Eintritt in die Gruppensituation profitieren könnten. Andere praktische Überlegungen umfassen, ob eine ACT-Gruppe allein für sich oder als Ergänzung zu einer Einzeltherapie (und wenn ja, in welcher Reihenfolge) durchgeführt wird; die Herstellung einer effektiven Balance aus erlebensbasierten und didaktischen Inhalten und ob die Gruppe einer Struktur folgt, bei der die Sitzungen aufeinander aufbauen, oder ob Klienten auch zu unterschiedlichen späteren Zeitpunkten noch in die Gruppe eintreten können (Glaser, Blackledge, Shepherd & Deane, 2009; Walser & Pistorello, 2004).

Jenseits dieser Überlegungen gelten die definierenden Merkmale der ACT, die in diesem Buch erörtert wurden, auch für ACT-Gruppen. Der Gruppenleiter muss die grundlegende therapeutische Haltung der ACT (siehe Kapitel 30) einnehmen, um psychische Flexibilität entdecken, modellieren und verstärken zu können. Dies beinhaltet die Übernahme einer gleichgestellten und mitfühlenden Rolle in der Gruppe; das Erschaffen eines Gruppenkontextes, in dem es in Ordnung ist, schwierige psychische Inhalte zu erleben; Konzentration auf Funktion anstatt Form von Geschichten und Dialog der Gruppenmitglieder und generell die Bereitstellung häufiger Gelegenheiten für erlebnisbasierten Kontakt mit den Kernprozessen der ACT.

ACT am Arbeitsplatz

Die ACT wurde erfolgreich in Arbeitssituationen eingesetzt, um das psychische Wohlbefinden von diversen Angestelltengruppen zu verbessern (siehe z. B. Bethay, Wilson & Moyer, 2009; Bilich & Ciarrochi, 2009; Bond & Bunce, 2000; Flaxman & Bond, 2006, 2010a, 2010b; Hayes et al., 2004a). Beispielsweise haben zwei der Autoren des vorliegenden Buches (FB und PF) ein kurzes ACT-Trainingsprogramm mit einem Zwei-plus-eins-Format entwickelt (Bond, 2004; Bond & Hayes, 2002; Flaxman & Bond, 2006). Dies beinhaltet die Anwendung von zwei Trainingssitzungen in drei aufeinanderfolgenden Wochen sowie eine dritte Auffrischungssitzung zwei bis drei Monate später (jede Sitzung dauert zwischen zweieinhalb und drei Stunden). Tabelle 29.1 veranschaulicht, wie die therapeutischen Strategien der ACT über diese drei Sitzungen hinweg verteilt werden können.

Sitzung	Zentrale Strategien
Eins (Woche 1)	1. Orientierung auf das Training hin;
	2. Kurze Achtsamkeitsübung zur Veranschaulichung der Natur der Arbeit und zur Förderung des Kontakts mit dem gegenwärtigen Augenblick;
	3. Diskussion von Achtsamkeit / Akzeptanz als Alternative zu Kontrolle / Vermeidung (mit dem Ziel des Untergrabens von Erlebensvermeidung);
	4. Schreibübung zur Herstellung des Kontakts mit ein oder zwei Richtungen oder Zielen, die im Einklang mit den eigenen Werten stehen und
	5. Weitere Achtsamkeitsübung.
Zwei (Woche 2)	1. Achtsamkeitsübung und Durchsprechen der Hausaufgabe;
	2. Einbinden von Achtsamkeit in das tägliche Leben;
	3. Kontrastierung von Achtsamkeit mit Erlebenskontrolle / -vermeidung;
	4. Diskussion von Werten, Zielen und Handlungen und Durchführen der formalen Werteeinschätzung;
	5. Defusionsübung;

Sitzung	Zentrale Strategien
	6. Achtsamkeitsübung zur Herstellung des Kontaktes mit dem Selbst-als-Kontext;
	7. Klärung der Verbindung zwischen Achtsamkeit und werte-basierten Handlungsfertigkeiten.
Drei (2 oder 3 Monate später)	1. Achtsamkeitsübung und Durchsprechen der Fortschritte;
	2. Ziel- und Handlungsplanung um zwei zentrale Werte herum;
	3. Diskussion von Blockaden in Bezug auf wertebasiertes Handeln;
	4. Defusion und Übungen zur aktiven Akzeptanz;
	5. Öffentliche Verpflichtung zu einem Ziel, das hochgradig im Einklang mit den eigenen Werten steht, und der nächsten Handlung;
	6. Erneute Klärung der Verbindung zwischen Achtsamkeit und wertebasierten Handlungsfertigkeiten.

Tabelle 29.1: Anwendung der therapeutischen Strategien der ACT über drei Trainingssitzungen

Das Programm umfasst viele der zentralen Interventionen der ACT, darunter „Milch, Milch, Milch", die „Lügendetektor"-Metapher, „Physikalisieren", „Blätter auf dem Bach", „Fahrgäste im Bus", die „Beobachterübung", das „Blechbüchsenmonster" und „Mit dem Verstand spazieren gehen", zusammen mit diversen Übungen zur Werteklärung. Wie in Kapitel 24 erörtert, ist das Programm darauf ausgerichtet, die Fertigkeiten der Achtsamkeit auf Seiten der Klienten über die drei Sitzungen hinweg allmählich zu entwickeln.

ACT zur Leistungssteigerung

Frank Gardner und Zella Moore haben die ACT für die Verbesserung der Performance von einzelnen Athleten und Sportteams genutzt (Gardner & Moore, 2004, 2007). Ihr *Mindfulness-Acceptance-Commitment* (MAC) *Protocol* umfasst die folgenden sieben Module:

1. Vorbereitung des Klienten mit (auf Akzeptanz basierender) Psychoedukation;

2. Vorstellung von Achtsamkeit und kognitiver Defusion;

3. Vorstellung von Werten und wertegeleitetem Verhalten;

4. Vorstellung von Akzeptanz;

5. Steigerung der Verpflichtung;

6. Kombination der Fertigkeiten der Achtsamkeit, der Akzeptanz und der Verpflichtung und

7. Aufrechterhaltung und Verbesserung dieser Fertigkeiten.

Eine Reihe von Einzelfallstudien hat die Wirksamkeit des MAC-Ansatzes zur Steigerung des Wohlbefindens und der Leistung der Athleten demonstriert (siehe Gardner & Moore, 2007, für eine Übersicht).

30. | Die therapeutische Haltung

Das kompakte Format des vorliegenden Buches birgt die ernste Gefahr, dass die Leser ein Bild von der Praxis der ACT gewinnen, das sich nur aus der in den vorangegangenen Kapiteln beschriebenen Sammlung von Strategien, Metaphern und Interventionen zusammensetzt. In der Realität erfordert die Anwendung von ACT-Interventionen in einer mit der unterliegenden Philosophie konsistenten Weise viel mehr als nur die Vertrautheit mit der Theorie und dem technischen Inhalt.

Die ACT ist eine machtvolle, expressive, schmerzliche, ermächtigende, emotionale, intensive und intime Form der Therapie, nicht nur für die Klienten, sondern auch für die Kliniker. In der Folge erfordert die Arbeit auf Seiten des Praktikers eine distinktive Haltung, die die unterliegenden Prinzipien der ACT widerspiegelt, kultiviert und modelliert, und außerdem die Bereitschaft zum Eingehen einer therapeutischen Beziehung, die akzeptierend, mitfühlend, warm und von Gleichgestelltheit und tiefer Verbundenheit geprägt ist.

Die definierenden Merkmale der therapeutischen Haltung in der ACT sind die logische Folge der Prinzipien der ACT und ihres Modells des menschlichen Leidens (Hayes et al., 1999). Insbesondere ist zu betonen, dass eine der fundamentalen Grundannahmen des ACT-Ansatzes darin besteht, dass Therapeut und Klient „aus demselben Holz geschnitzt" sind (Hayes et al., 1999). Das bedeutet, Therapeuten (die ebenfalls Menschen sind) sehen sich unvermeidlicherweise mit vielen derselben Hindernisse in Bezug auf ein wertekonformes Leben konfrontiert wie ihre Klienten. Sich diese therapeutische Haltung zu eigen zu machen hat einen ausgleichenden Effekt auf die Beziehung und schafft eine machtvolle therapeutische Allianz, die zielgerichteterweise im Sinne der Kultivierung größerer psychischer Flexibilität genutzt wird.

Kompetenzen für die therapeutische Haltung in der ACT

Sich die angemessene Haltung zu eigen zu machen, verlangt den ACT-Praktikern ab, das ACT-Modell der menschlichen Funktion nicht nur auf die psychischen Prozesse ihrer Klienten, sondern auch auf ihre eigenen persönlichen und beruflichen Lebenserlebnisse anzuwenden. Um den Therapeuten dabei zu helfen, das notwendige Auftreten und die entsprechenden Fertigkeiten für diese Arbeit zu entwickeln, haben Strosahl et al. (2004; S. 53) die folgenden Kernkompetenzen identifiziert (siehe auch Luoma, Hayes & Walser, 2007, für eine detaillierte Beschreibung der Kompetenzen. [Reihenfolge und Inhalt weichen an einigen Stellen von der hiesigen Beschreibung ab, Anm. d. Red.]):

- Der Therapeut spricht aus einer gleichgestellten, verletzbaren, authentischen und zum Teilen bereiten Perspektive heraus mit dem Klienten und respektiert dessen ihm innewohnende Fähigkeit, von unbrauchbaren zu effektiven Reaktionen überzugehen.

- Der Therapeut modelliert in aktiver Weise sowohl die Akzeptanz herausfordernder Inhalte (etwa solcher, die im Laufe der Behandlung auftreten) als auch die Bereitschaft, widersprüchliche oder schwierige Ideen, Gefühle oder Erinnerungen anzunehmen.

- Der Therapeut hilft dem Klienten, Kontakt zu seinem direkten Erleben herzustellen und versucht nicht, ihn vor schmerzlichen psychischen Inhalten zu bewahren.

- Der Therapeut streitet nicht mit dem Klienten; belehrt ihn nicht; drängt ihn nicht und versucht nicht, ihn von irgendetwas zu überzeugen.

- Der Therapeut stellt Erlebnisübungen, Paradoxe und / oder Metaphern als angemessen vor und spielt literale „Sinngebung" im anschließenden Debriefing herunter.

- Der Therapeut ist bereit, Informationen über eigene Probleme zu enthüllen, wenn dies therapeutisch Sinn ergibt.

- Der Therapeut vermeidet den Gebrauch vorgefertigter ACT-Interventionen und bemüht sich stattdessen, seine Interventionen den spezifischen Bedürfnissen des einzelnen Klienten anzupassen. Er ist bereit, seine Strategie zu verändern, um sie den Bedürfnissen eines bestimmten Klienten im jeweiligen Augenblick anzupassen.

- Der Therapeut entwickelt maßgeschneiderte Interventionen und neue Metaphern, erlebensorientierte Übungen und Verhaltensaufgaben, die der Erlebens- und Sprachpraxis eines bestimmten Klienten sowie seinem sozialen, ethnischen und kulturellen Kontext entsprechen.

- Der Therapeut kann den physischen Raum der Therapiesituation dazu nutzen, die therapeutische Haltung in der ACT zu modellieren (beispielsweise Seite-an-Seite-Sitzen; Nutzung von Gegenständen im Raum zur physikalischen Darstellung eines ACT-Konzepts).
- ACT-relevante Prozesse werden im Augenblick erkannt und, falls dies adäquat ist, unmittelbar im Kontext der therapeutischen Beziehung unterstützt.

Die Anwendung des ACT-Modells auf die therapeutische Beziehung

Wie in der oben stehenden Liste der Kompetenzen ausgeführt, wird das ACT-Modell auf drei Aspekte der therapeutischen Beziehung angewendet: (1) die psychischen Prozesse des Klienten, (2) die psychischen Prozesse des Therapeuten, (3) die Qualität der Interaktion zwischen Klient und Therapeut im gegebenen Moment (Luoma, Hayes & Walser, 2007).

Frühere Kapitel in diesem Buch haben sich vorwiegend darauf konzentriert, wie das Modell auf Klienten angewendet wird. In den nun folgenden Abschnitten beschreiben wir einige der Arten, auf die die sechs Kernprozesse der ACT auf die Psyche des Therapeuten angewendet werden und wie diese persönliche Anwendung des ACT-Modells dazu dient, die Qualität der therapeutischen Interaktionen zu steigern. Das Material stammt größtenteils aus zwei neueren Abhandlungen über die enge Verbindung zwischen dem ACT-Modell und effektiven therapeutischen Beziehungen (Pierson & Hayes, 2007; Vilardaga & Hayes, 2009).

Akzeptanz

Erlebensvermeidung auf Seiten des Therapeuten fungiert als Blockade für offene, verbundene und effektive therapeutische Interaktionen. Beispielsweise könnte ein vermeidender Therapeut sich sträuben, wichtiges Material des Klienten, das mit seinem eigenen psychischen Schmerz oder seiner eigenen Lebensgeschichte räsoniert, zu erkunden. Ebenso könnte der Therapeut sich dagegen wehren, Unsicherheit in Bezug auf das richtige Vorgehen mit einem Klienten oder die assoziierten Gedanken und Gefühle von

Inkompetenz zu erleben. In diesen Fällen könnte der Therapeut versuchen, diesen unerwünschten privaten Ereignissen zu entfliehen, indem er plötzlich eine vertraute ACT-Metapher ins Spiel bringt oder den Klienten über technische Merkmale der ACT belehrt (und so die Rolle des „kompetenten Therapeuten" spielt). Solche Verhaltensweisen führen höchstwahrscheinlich zu einer nicht verbundenen Beziehung und modellieren dem Klienten außerdem auf unterschwelliger Ebene das Fehlen von Akzeptanz.

Es ist daher wichtig, dass der ACT-Therapeut ein starkes und flexibles Repertoire an Akzeptanz-Fertigkeiten aufbaut. Dies steigert die Fähigkeit des Therapeuten, den von ihren Klienten erlebten Schmerz zu ertragen, während gleichzeitig Raum für seine eigenen schwierigen psychischen Inhalte, die im Laufe der Therapie auftauchen könnten, geschaffen wird.

Defusion

Selbst die erfahrensten ACT-Therapeuten können während einer Sitzung in die Falle der Fusion tappen. Fusion ist ein natürlicher Prozess, der unter bestimmten Umständen absolut gutartig und adaptiv ist (Wilson & DuFrene, 2009). Allerdings hat Fusion auch das Potenzial, Verhalten auf eine Weise zu beeinflussen, die eine wertekonforme Lebensführung nicht unterstützt. Beispielsweise können Therapeuten und Klienten sich übermäßig im literalen Inhalt der oft wiederholten Geschichten des Klienten über seine sich darstellenden Probleme verfangen (insbesondere, wenn ein Klient eine starke Bindung an die Wahrheit und Bedeutsamkeit einer bestimmten Erklärung hat). Im Kontext der Literalität mögen solche Geschichten als signifikante psychische Blockaden für wertebasierte Verhaltensveränderungen fungieren. Auch können Therapeuten in Fusion mit Bewertungen und Beurteilungen ihrer Klienten verfallen (etwa „Ich ertrage diesen Klienten nicht", „Dieser Klient wird nie Fortschritte machen, egal was ich tue" und so fort). Schließlich können Therapeuten eine Fusion mit ihren eigenen Selbstbewertungen im Hinblick auf ihre therapeutische Leistung entwickeln (etwa „Was soll ich nur mit dem machen?", „Ich bin ein inkompetenter Therapeut"). In solchen Fällen, wenn derartige Inhalte wörtlich genommen werden, wird der effektive Kontakt mit dem Menschen, der einem gegenübersitzt, wahrscheinlich verloren gehen.

Um Defusion zu fördern, lernen ACT-Therapeuten instinktiv, sich mehr auf den *funktionellen Nutzen* der Gedanken und Verbalisierungen von

Klienten (und auch von sich selbst) zu konzentrieren anstatt auf die literale Bedeutung (Luoma, Hayes & Walser, 2007). Wenn beispielsweise in der therapeutischen Diskussion Fusion wahrgenommen wird, könnte ein ACT-Therapeut den Fokus vom literalen Inhalt auf die Funktion verlagern, indem er fragt: „Und wozu ist diese Geschichte gut?", oder: „Wenn Sie sich diesen Gedanken abkaufen, führt Sie das in die Richtung, die mit Ihren Werten im Einklang steht, oder davon weg?"

Selbst-als-Kontext

Es wird davon ausgegangen, dass ein starkes kontextuelles Selbstempfinden machtvollen Einfluss auf die Entwicklung verbundener, empathischer und mitfühlender therapeutischer Beziehungen hat (Pierson & Hayes, 2007; Wilson & DuFrene, 2009). Erstens führt der Kontakt mit dem „Ich / Hier / Jetzt", das einem transzendenten Selbstempfinden innewohnt, zu der Erkenntnis, dass dem Gegenüber genau dieselbe Perspektive zur Verfügung steht. Mit anderen Worten, Kontakt zum *Selbst*-als-Kontext herzustellen, hilft dem Therapeuten dabei, mitfühlenden Kontakt zum *Anderen*-als-Kontext (Klient) herzustellen (Vilardaga & Hayes, 2009). Zweitens stellt das persönliche Gewahrsein des Selbst-als-Kontext sicher, dass Therapeuten nicht übermäßig stark an ein bestimmtes Selbstkonzept oder eine bestimmte Rolle gebunden sind beziehungsweise sich damit identifizieren (etwa im Falle der Bindung daran, sich stets als selbstsicheren und kompetenten Therapeuten zu betrachten; Pierson & Hayes, 2007). Solche Bindungen können sich negativ auf die Beziehung auswirken, wenn der Therapeut sein Verhalten auf eine Weise modifiziert, die dem Klienten oder der Arbeit nicht unbedingt hilft, sondern vielmehr darauf abzielt, ein bestimmtes konzeptualisiertes Selbst zu verteidigen, zu verstärken oder zu vermeiden.

Aufgrund der potenziellen Vorteile für die therapeutische Beziehung ist es essentiell, dass ACT-Therapeuten persönliche Erfahrungen damit haben, Kontakt zum Selbst-als-Kontext herzustellen. Dieser Kontakt kann durch die Achtsamkeits- und die anderen Übungen in Kapitel 24 und 25 hergestellt werden. Darüber hinaus haben Vilardaga und Hayes (2009) eine kurze Übung zur deiktischen Rahmung entwickelt, die den Prozess des Selbst-als-Kontext dazu nutzt, Therapeuten beim Aufbau stärkerer zwischenmenschlicher Beziehungen zu ihren Klienten zu helfen.

Kontakt mit dem gegenwärtigen Augenblick

Die Fähigkeit, eine Qualität der Bewusstheit in das Erleben des gegenwärtigen Augenblicks einzubringen, ist ein definierendes Merkmal der ACT und der effektiven therapeutischen Beziehung (Wilson & DuFrene, 2009). Wenn die Aufmerksamkeit von Klient oder Therapeut zu einer konzeptualisierten Vergangenheit oder Zukunft abdriftet, wird dies unvermeidlicherweise zu einem Mangel an Kontakt zu der anderen Person im Raum führen. Dem Therapeuten geht der Kontakt mit dem gegenwärtigen Augenblick (und damit auch mit dem Klienten) wahrscheinlich verloren, wenn er von der Frage vereinnahmt wird, was als Nächstes zu tun ist, oder wenn er die eigene Leistung überwacht (Pierson & Hayes, 2007).

Für ACT-Therapeuten ist es daher unumgänglich, ein hohes Maß an Expertise darin zu entwickeln, dem gegenwärtigen Augenblick Aufmerksamkeit zu widmen und gemeinsam mit ihren Klienten darin zu verweilen (Luoma, Hayes & Walser, 2007). Ein wichtiger Teil dieses Prozesses beinhaltet, die Aufmerksamkeit sanft zum Erleben des Hier und Jetzt zurückzuführen, wann immer dieser Kontakt verloren gegangen ist.

Werte

Die ACT dreht sich letztlich darum, den Klienten dabei zu helfen, ein wertebasiertes Leben zu führen. Dementsprechend sind die Prozesse der Achtsamkeit und der Akzeptanz in der ACT kein Selbstzweck, sondern liefern vielmehr die Möglichkeiten, durch die Klienten ermächtigt werden, sich ein vitaleres, sinnerfüllteres und zielgerichteteres Leben aufzubauen.

Zu diversen Zeitpunkten im Verlauf der Therapie streben ACT-Therapeuten danach, zu demonstrieren, dass sie das Werten ihrer Klienten zu ihren eigenen Werten zählen. Auf diese Weise modelliert der Therapeut Werteklärung und stärkt die therapeutische Allianz im Dienste der Werte des Klienten. Sobald beispielsweise ein Klient einen zutiefst erwünschten Wert angegeben hat, kann der ACT-Therapeut eine starke und authentische Verpflichtung gegenüber der Tatsache, dass die Arbeit sich genau darum drehen wird, zum Ausdruck bringen.

Engagiertes Handeln

Dieser finale Prozess beinhaltet die aktive Verfolgung gewählter Werte. Wie wir gesehen haben, arbeitet der Therapeut gemeinsam mit dem Klienten daran, Ziele und Verhaltensmuster im Einklang mit dessen Werten zu identifizieren, und liefert Unterstützung für die Anwendung von Fertigkeiten der Achtsamkeit und der Akzeptanz auf alle psychischen Blockaden, die auftauchen könnten. Dieser Prozess unterstützt im Allgemeinen die therapeutische Beziehung, da Therapeut und Klient durch eine klare und gemeinsame Absicht vereint sind (Pierson & Hayes, 2007).

Zusammenfassung

ACT-Praktiker streben danach, die psychische Flexibilität, die sie bei ihren Klienten kultivieren möchten, auch bei sich aufzubauen und sie zu verkörpern. Dies erklärt in Teilen, weshalb die ACT sich für den Praktiker in ebensolchem Maße um erlebnisbasierte Arbeit an sich selbst wie um die Entwicklung eines konzeptuellen Verständnisses der Kernprozesse sowie Sicherheit im Umgang mit ACT-Techniken dreht. Die persönliche Anwendung des ACT-Modells durch den Praktiker unterstützt auf natürliche Weise die Übernahme der distinktiven therapeutischen Haltung der ACT, was den Aufbau von machtvollen, empathischen und zutiefst durch Verbundenheit infolge der Erfahrung des gemeinsamen Menschseins geprägten therapeutischen Beziehungen fördert.

Literatur

Bach, P. A. & Moran, D. J. (2008): *ACT in Practice: Case Conceptualization in Acceptance and Commitment Therapy*. Oakland, CA: New Harbinger.

Baer, D. M., Wolf, M. M. & Risley, T. R. (1968): „Some current dimensions of applied behavior analysis", *Journal of Applied Behavior Analysis*, 1: 91–97.

Baer, R. A. (ed.) (2006): *Mindfulness-Based Treatment Approaches*. San Diego, CA: Elsevier.

Barnes-Holmes, D., Hayes, S. C. & Dymond, S. (2001): „Self and self-directed rules", in S. C. Hayes, D. Barnes-Holmes & B. Roche (eds.), *Relational Frame Theory: A Post-Skinnerian Account of Human Language and Cognition*, pp. 119–139. New York: Kluwer Academic.

Baron, R. M. & Kenny, D. A. (1986): „The moderator-mediator variable distinction in social psychological research: Conceptual, strategic, and statistical considerations", *Journal of Personality and Social Psychology*, 51: 1173–1182.

Beck, A. T. (1976): *Cognitive Therapy and the Emotional Disorders*. New York: International Universities Press.

Beck, A. T. (1991): *Cognitive Therapy and the Emotional Disorders*. London: Penguin.

Bethay, J. S., Wilson, K. G. & Moyer, K. H. (2009): „ACT training for work stress and burnout in mental health direct care providers", in J. T. Blackledge, J. Ciarrochi & F. Deane (eds.), *Acceptance and Commitment Therapy: Contemporary Theory Research and Practice*, pp. 223–246. Queensland: Australian Academic Press.

Biglan, A., Hayes, S. C. & Pistorello, J. (2008): „Acceptance and commitment: Implications for prevention science", *Prevention Science*, 9: 139–152.

Bilich, L. L. & Ciarrochi, J. (2009): „Promoting social intelligence using the experiential role-play method", in J. T. Blackledge, J. Ciarrochi & F. Deane (eds.), *Acceptance and Commitment Therapy: Contemporary Theory Research and Practice*, pp. 247–262. Queensland: Australian Academic Press.

Blackledge, J. T. (2003): „An introduction to relational frame theory: Basics and applications", *The Behavior Analyst Today*, 3(4): 421–433.

Blackledge, J. T. (2007): „Disrupting verbal processes: Cognitive defusion in acceptance and commitment therapy and other mindfulness-based psychotherapies", *The Psychological Record*, 57: 555–576.

Blackledge, J. T. & Ciarrochi, J. (2006): *The Personal Values Questionnaire*. Unpublished manuscript, University of Wollongong, Australia.

Bond, F. W. (2004): „ACT for stress", in S. C. Hayes & K. D. Strosahl (eds.), *A Practical Guide to Acceptance and Commitment Therapy*, pp. 275–293. New York: Springer.

Bond, F. W. & Bunce, D. (2000): „Mediators of change in emotion-focused and problem-focused worksite stress management interventions", *Journal of Occupational Health Psychology*, 5: 156–163.

Bond, F. W. & Hayes, S. C. (2002): „ACT at work", in F. W. Bond & W. Dryden (eds.), *Handbook of Brief Cognitive Behaviour Therapy*, pp. 117–139. Chichester, UK: Wiley.

Bond, F. W., Hayes, S. C., Baer, R. A., Carpenter, K. M., Orcutt, H. K., Waltz, T. et al. (2010): *Preliminary psychometric properties of the Acceptance and Action Questionnaire–II: A revised measure of psychological flexibility and acceptance*. Manuscript submitted for publication.

Chomsky, N. (1959): „A review of B. F. Skinner's ‚Verbal Behavior'", *Language*, 35(1): 26–58.

Ciarrochi, J. & Bailey, A. (2008): *A CBT-Practitioner's Guide to ACT: How to Bridge the Gap Between Cognitive Behavioral Therapy and Acceptance and Commitment Therapy*. Oakland, CA: New Harbinger.

Crane, R. (2009): *Mindfulness-Based Cognitive Therapy: Distinctive Features*. Hove, UK: Routledge.

Dahl, J. C., Plumb, J. C., Stewart, I. & Lundgren, T. (2009): *The Art and Science of Valuing in Psychotherapy: Helping Clients Discover, Explore, and Commit to Valued Action Using Acceptance and Commitment Therapy*. Oakland, CA: New Harbinger.

Dahl, J. C., Wilson, K. G., Luciano, C. & Hayes, S. C. (2005): *Acceptance and Commitment Therapy for Chronic Pain*. Reno, NV: Context Press.

Eifert, G. H. & Forsyth, J. P. (2005): *Acceptance and Commitment Therapy for Anxiety Disorders*. Oakland, CA: New Harbinger.

Ellis, A. E. (1957): *How to Live with a Neurotic*. Oxford, UK: Crown Publishers.

Ferster, C. B. (1973): „A functional analysis of depression", *American Psychologist*, 28(10): 857–870.

Flaxman, P. E. & Bond, F. W. (2006): „Acceptance and commitment therapy in the workplace", in R. A. Baer (ed.), *Mindfulness-Based Treatment Approaches*, pp. 377–402. San Diego, CA: Elsevier.

Flaxman, P. E. & Bond, F. W. (2010a): „A randomised worksite comparison of acceptance and commitment therapy and stress inoculation training", *Behaviour Research and Therapy*. (doi:10.1016/j.brat.2010.05.004)

Flaxman, P. E. & Bond, F. W. (2010b): „Acceptance and commitment training: Promoting psychological flexibility in the workplace", in R. A. Baer (ed.), *Assessing Mindfulness and Acceptance Processes in Clients: Illuminating the Theory and Practice of Change*, pp. 281–306. Oakland, CA: New Harbinger.

Fletcher, L. & Hayes, S. C. (2005): „Relational frame theory, acceptance and commitment therapy, and a functional analytic definition of mindfulness", *Journal of Rational-Emotive and Cognitive-Behavior Therapy*, 23(4): 315–336.

Forsyth, J. P. & Eifert, G. H. (2007): *The Mindfulness and Acceptance Workbook for Anxiety*. Oakland, CA: New Harbinger.

Gardner, F. L. & Moore, Z. E. (2004): „A mindfulness-acceptance-commitment-based approach to athletic performance enhancement: Theoretical considerations", *Behavior Therapy*, 35: 707–723.

Gardner, F. L. & Moore, Z. E. (2007): *The Psychology of Enhancing Human Performance: The Mindfulness-Acceptance-Commitment (MAC) Approach*. New York: Springer.

Gaudiano, B. A. (2009): „Ost's (2008) methodological comparison of clinical trials of acceptance and commitment therapy versus cognitive behavior therapy: Matching apples with oranges?", *Behaviour Research and Therapy*, 47: 1066–1070.

Glaser, N. M., Blackledge, J. T., Shepherd, L. M. & Deane, F. (2009): „Brief group ACT for anxiety", in J. T. Blackledge, J. Ciarrochi and F. Deane (eds.), *Acceptance and Commitment Therapy: Contemporary Theory Research and Practice*, pp. 175–200. Queensland: Australian Academic Press.

Harris, R. (2008): *The Happiness Trap: How to Stop Struggling and Start Living.* Boston: Trumpeter.

Harris, R. (2009): *ACT Made Simple: An Easy-to-Read Primer on Acceptance and Commitment Therapy.* Oakland, CA: New Harbinger.

Hayes, S. C. (2004a): „Acceptance and commitment therapy, relational frame theory, and the Third Wave of behavioral and cognitive therapies", *Behavior Therapy,* 35: 639–665.

Hayes, S. C. (2004b): „Acceptance and commitment therapy and the new behavior therapies: Mindfulness, acceptance, and relationship", in S. C. Hayes, V. M. Follette & M. M. Linehan (eds.), *Mindfulness and Acceptance: Expanding the Cognitive-Behavioral Tradition*, pp. 1–29. New York: Guilford Press.

Hayes, S. C. (2005a, August 6): „Association for Contextual Behavioral Science (ACBS)", in *Experimental Psychopathology and Component Studies.* (Retrieved 26 April 2010, from ↗ http://www.contextualpsychology.org/analogue_studies_component_studies_and_correlational_studies)

Hayes, S. C. (2005b, August 6): „Association for Contextual Behavioral Science (ACBS)", in *Outcome Studies.* (Retrieved 26 April 2010, from ↗ http://www.contextualpsychology.org/randomized_controlled_trials)

Hayes, S. C. (2005c, August 30): „Association for Contextual Behavioral Science (ACBS)", in *Personal Values Questionnaire.* (Retrieved 26 April 2010, from ↗ http://www.contextualpsychology.org/personal_values_questionnaire)

Hayes, S. C. (2005d, August 30): „Association for Contextual Behavioral Science (ACBS)", in *Values Bull's Eye.* (Retrieved 26 April 2010, from ↗ http://www.contextualpsychology.org/values_bulls_eye)

Hayes, S. C. (2008a, July 14): „Association for Contextual Behavioral Science (ACBS)", in *ACT Trainers.* (Retrieved 26 April 2010, from ↗ http://www.contextualpsychology.org/act_trainers)

Hayes, S. C. (2008b, July 15): „Association for Contextual Behavioral Science (ACBS)", in *State of the ACT Evidence.* (Retrieved 26 April 2010, from ↗ http://www.contextualpsychology.org/state_of_the_act_evidence)

Hayes, S. C. (2009a, August 5): „Association for Contextual Behavioral Science (ACBS)", in *ACT-Specific Measures.* (Retrieved 26 April 2010, from ↗ http://www.contextualpsychology.org/act-specific_measures)

Hayes, S. C. (2009b, December 27): „Association for Contextual Behavioral Science (ACBS)", in *Acceptance and Action Questionnaire (AAQ) and Variations.* (Retrieved 26 April 2010, from ↗ http://www.contextualpsychology.org/acceptance_action_question-naire_aaq_and_variations)

Hayes, S. C., Barnes-Holmes, D. & Roche, B. (eds.) (2001a): *Relational Frame Theory: A Post-Skinnerian Account of Human Language and Cognition.* New York: Kluwer Academic.

Hayes, S. C., Bissett, R., Roget, N., Padilla, M., Kohlenberg, B. S., Fisher, G. et al. (2004a): „The impact of acceptance and commitment training and multicultural training on the stigmatizing attitudes and professional burnout of substance abuse counselors", Behavior Therapy, 35: 821–835.

Hayes, S. C., Blackledge, J. T. & Barnes-Holmes, D. (2001b): „Language and cognition: Constructing an alternative approach within the behavioral tradition", in S. C. Hayes, D. Barnes-Holmes & B. Roche (eds.), Relational Frame Theory: A Post-Skinnerian Account of Human Language and Cognition, pp. 3–20. New York: Kluwer Academic.

Hayes, S. C. & Brownstein, A. J. (1986): „Mentalism, behavior, behavior relations and a behavior analytic view of the purposes of science", The Behavior Analyst, 1: 175–190.

Hayes, S. C., Fox, E., Gifford, E. V., Wilson, K. G., Barnes-Holmes, D. & Healy, O. (2001c): „Derived relational responding as learned behavior", in S. C. Hayes, D. Barnes-Holmes & B. Roche (eds), Relational Frame Theory: A Post-Skinnerian Account of Human Language and Cognition, pp. 21–50. New York: Kluwer Academic.

Hayes, S. C. & Hayes, L. J. (1989): „The verbal action of the listener as a basis for rule-governance", in S. C. Hayes (ed.), Rule-Governed Behavior: Cognition, Contingencies, and Instructional Control, pp. 153–190. New York: Plenum Press.

Hayes, S. C., Luoma, J., Bond, F., Masuda, A. & Lillis, J. (2006): „Acceptance and commitment therapy: Model, processes, and outcomes", Behaviour Research and Therapy, 44(1): 1–25.

Hayes, S. C. & Smith, S. (2005): Get Out of Your Mind and Into Your Life. Oakland, CA: New Harbinger.

Hayes, S. C., Strosahl, K. D., Bunting, K., Twohig, M. & Wilson, K. G. (2004b): „What is acceptance and commitment therapy?", in S. C. Hayes & K. D. Strosahl (eds.), A Practical Guide to Acceptance and Commitment Therapy, pp. 3–30. New York: Springer.

Hayes, S. C., Strosahl, K. D. & Wilson, K. G. (1999): Acceptance and Commitment Therapie: An experiential approach to behavior change. New York: Guilford Press. Dt. (2013): Akzeptanz- und Commitment-Therapie. Achtsamkeitsbasierte Veränderungen in Theorie und Praxis. Paderborn: Junfermann.

Hayes, S. C., Strosahl, K. D., Wilson, K. G., Bissett, R. T., Pistorello, J., Toarmino, D. et al. (2004c): „Measuring experiential avoidance: A preliminary test of a working model", The Psychological Record, 54: 553–578.

Hollon, S. D. & Beck, A. T. (1979): „Cognitive therapy of depression", in P. C. Kendall & S. D. Barlow (eds.), Cognitive-Behavioral Interventions: Theory, Research, and Procedures, pp. 153–203. New York: Academic Press.

Jones, M. (1924): „The elimination of children's fears", Journal of Experimental Psychology, 7: 382–390.

Kabat-Zinn, J. (1990): Full Catastrophe Living: The Program of the Stress Reduction Clinic at the University of Massachusetts Medical Center. New York: Dell.

Kabat-Zinn, J. (2005): Wherever You Go There You Are. New York: Hyperion.

Kanter, J., Busch, A. & Rusch, L. (2009): Behavioral Activation: Distinctive Features. Hove, UK: Routledge.

Kessler, R. C., McGonagle, K. A., Zhao, S., Nelson, C. B., Huges, M., Wittchen, H. U. et al. (1994): „Lifetime and 12-month prevalence of DSM-III-R psychiatric disorders in the United States: Results from the National Comorbidity Survey", *Archives of General Psychiatry*, 51(1): 8–19.

Linehan, M. (1993): Cognitive-Behavioral Treatment of Borderline Personality Disorder. New York: Guilford Press.

Longmore, R. J. & Worrell, M. (2007): „Do we need to challenge thoughts in cognitive behavior therapy?", *Clinical Psychology Review*, 27(2): 173–187.

Luoma, J. B., Hayes, S. C. & Walser, R. D. (2007): *Learning ACT: An Acceptance and Commitment Therapy Skills-Training Manual for Therapists*. Oakland, CA: New Harbinger. Dt. (2009): *ACT-Training Handbuch. Acceptance & Commitment Therapie. Ein Lernprogramm in zehn Schritten.* Paderborn: Junfermann.

Masedo, A. I. & Esteve, M. R. (2007): „Effects of suppression, acceptance and spontaneous coping on pain tolerance, pain intensity and distress", *Behaviour Research and Therapy*, 45: 199–209.

Matthews, B. A., Shimoff, E., Catania, A. C. & Savgolden, T. (1977): „Uninstructed human responding: Sensitivity to ratio and interval contingencies", *Journal of the Experimental Analysis of Behavior*, 27(3): 453–467.

Moffitt, T. E., Caspi, A., Taylor, A., Kokaua, J., Milne, B. J., Polanczyk, G. et al. (2009): „How common are common mental disorders? Evidence that lifetime rates are doubled by prospective versus retrospective ascertainment", *Psychological Medicine*, 39: 1–11.

Orsillo, S. M., Roemer, L., Block-Lerner, J., LeJeune, C. & Herbert, J. D. (2004): „ACT with anxiety disorders", in S. C. Hayes & K. D. Strosahl (eds.), *A Practical Guide to Acceptance and Commitment Therapy*, pp. 103–132. New York: Springer.

Ost, L. (2008): „Efficacy of the Third Wave of behavioral therapies: A systematic review and meta-analysis", *Behaviour Research and Therapy*, 46(3): 296–321.

Pepper, S. C. (1942): *World Hypotheses*. Berkeley, CA: University of California Press.

Pierson, H. & Hayes, S. C. (2007): „Using acceptance and commitment therapy to empower the therapeutic relationship", in P. Gilbert & R. Leahy (eds.), *The Therapeutic Relationship in Cognitive Behavior Therapy*, pp. 205–228. London: Routledge.

Robinson, P., Gregg, J., Dahl, J. & Lundgren, T. (2004): „ACT in medical settings", in S. C. Hayes & K. D. Strosahl (eds.), *A Practical Guide to Acceptance and Commitment Therapy*, pp. 295–314. New York: Springer.

Sandoz, E. K. (2007, July 26): „Association for Contextual Behavioral Science (ACBS)", in *The Hexaflex Dimensional Approach to Diagnostics*. (Retrieved 26 April 2010, from ↗ http://www.contextualpsychology.org/the_hexaflex_diagnostic_approach)

Segal, Z. V., Williams, J. M. & Teasdale, J. D. (2002): *Mindfulness-Based Cognitive Therapy for Depression*. New York: Guilford Press.

Sidman, M. (2001): *Coercion and Its Fallout*. Boston: Authors Cooperative, Inc.

Sidman, M. & Tailby, W. (1982): „Conditional discrimination vs. matching to sample: An expansion of the testing paradigm", *Journal of the Experimental Analysis of Behavior*, 43: 21–42.

Skinner, B. F. (1957): *Verbal Behavior*. Princeton, NJ: Prentice-Hall.

Skinner, B. F. (1974): *About Behaviorism*. New York: Alfred A. Knopf.

Smith, L. D. (1992): „On prediction and control of behavior", *American Psychologist*, 47(2): 216–223.

Strosahl, K. D., Hayes, S. C., Wilson, K. G. & Gifford, E. V. (2004): „An ACT primer: Core therapy processes, intervention strategies, and therapist competencies", in S. C. Hayes & K. D. Strosahl (eds.), *A Practical Guide to Acceptance and Commitment Therapy*, pp. 31–58. New York: Springer.

Törneke, N. (2012): *Die Bezugsrahmentheorie. Eine Einführung*. Paderborn: Junfermann.

Twohig, M. & Hayes, S. C. (2008): *ACT Verbatim for Depression and Anxiety: Annotated Transcripts for Learning Acceptance and Commitment Therapy*. Oakland, CA: New Harbinger, and Reno, NV: Context Press.

Varra, A. A. & Follette, V. M. (2004): „ACT with posttraumatic stress disorder", in S. C. Hayes & K. D. Strosahl (eds.), *A Practical Guide to Acceptance and Commitment Therapy*, pp. 133–152. New York: Springer.

Vilardaga, R. & Hayes, S. C. (2009): „Acceptance and commitment therapy and the therapeutic relationships stance", *European Psychotherapy*, 9: 1–23.

Walser, R. D. & Pistorello, J. (2004): „ACT in group format", in S. C. Hayes & K. D. Strosahl (eds.), *A Practical Guide to Acceptance and Commitment Therapy*, pp. 347–372. New York: Springer.

Watson, J. B. (1913): „Psychology as the behaviorist views it", *Psychological Review*, 20: 158–177.

White, K. G., Juhasz, J. B. & Wilson, P. J. (1973): „Evaluative bias in interspecies comparison", *Journal of the History of the Behavioral Sciences*, 9(3): 203–212.

Williams, M., Teasdale, J., Segal, Z. & Kabat-Zinn, J. (2007): *The Mindful Way Through Depression*. New York: Springer.

Wilson, K. G. (2001): „Some notes on theoretical constructs: Types and Validation from a contextual-behavioral perspective", *International Journal of Psychology and Psychological Therapy*, 1: 205–215.

Wilson, K. G. (2006, August 19): „Association for Contextual Behavioral Science (ACBS)", in *VLQ–Valued Living Questionnaire*. (Retrieved 26 April 2010, from ↗ http://www.contextualpsychology.org/vlq_valued_living_questionnaire_0)

Wilson, K. G. & Byrd, M. R. (2004): „ACT for substance abuse and dependence", in S. C. Hayes & K. D. Strosahl (eds.), *A Practical Guide to Acceptance and Commitment Therapy*, pp. 153–184. New York: Springer.

Wilson, K. G. and DuFrene, T. (2009) *Mindfulness for Two: An Acceptance and Commitment Therapy Approach to Mindfulness in Psychotherapy*. Oakland, CA: New Harbinger.

Wilson, K. G., Hayes, S. C., Gregg, J. & Zettle, R. D. (2001): „Psychopathology and psychotherapy", in S. C. Hayes, D. Barnes-Holmes & B. Roche (eds.), *Relational Frame Theory: A Post-Skinnerian Account of Human Language and Cognition*, pp. 211–238. New York: Kluwer Academic.

Wilson, K. G. & Murrell, A. R. (2004): „Values work in acceptance and commitment therapy: Setting a course for behavioral treatment", in S. C. Hayes, V. M. Follette & M. Linehan (eds.), *Mindfulness and Acceptance: Expanding the Cognitive-Behavioral Tradition*, pp. 120–151. New York: Guilford Press.

Wilson, K.G., Sandoz, E.K., Kitchens, J. & Roberts, M.E. (2010): „The valued living questionnaire: Defining and measuring valued action within a behavioral framework", *The Psychological Record*, 60(2): 249–272.

Wolpe, J. (1958): *Psychotherapy by Reciprocal Inhibition*. Stanford, CA: Stanford University Press.

Wright, J.H., Basco, M.R. & Thase, M.E. (2006): *Learning Cognitive-Behavior Therapy: An Illustrated Guide*. Washington, DC: American Psychiatric Publishing.

Zettle, R.D. (2004): „ACT with affective disorders", in S.C. Hayes & K.D. Strosahl (eds.), *A Practical Guide to Acceptance and Commitment Therapy*, pp. 77–102. New York: Springer.

Zettle, R.D. (2005): „The evolution of a contextual approach to therapy: From comprehensive distancing to ACT", *International Journal of Behavioral and Consultation Therapy*, 1(2): 77–89.

Zettle, R.D. (2007): *ACT for Depression: A Clinician's Guide to Using Acceptance and Commitment Therapy in Treating Depression*. Oakland, CA: New Harbinger.

Zettle, R.D. & Hayes, S.C. (1986): „Dysfunctional control by client verbal behavior: The context of reason giving", *The Analysis of Verbal Behavior*, 4: 30–38.

Index